求医问诊本本通

门诊中医科疾病

主　编　沈红权

U0274701

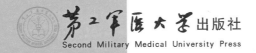

第二军医大学出版社

Second Military Medical University Press

内 容 简 介

随着人们保健意识的加强，中医药以其独特的疗效及对人体整体调理的优势而越来越被现代人认识和接受。本书以老百姓在日常生活中关注的健康养生为切入点，由多年工作在临床第一线的医生执笔撰写，主要介绍心病、脑病、肺病、肠胃病、小儿疾病、妇科、外科等常见病和多发病的中医治疗，以及美容保健、饮食、起居、运动、精神调养等方面的知识。

全书内容丰富，通俗易懂，科学实用，操作性强，是一本适合大众阅读的中医保健读物。

图书在版编目(CIP)数据

门诊中医科疾病/沈红权主编. —上海：第二军医大学出版社，2015.8

（求医问诊本本通/彭文主编）

ISBN 978-7-5481-1131-3

Ⅰ.①门… Ⅱ.①沈… Ⅲ.①中医学－问题解答 Ⅳ.①R2-44

中国版本图书馆 CIP 数据核字(2015)第 173722 号

出 版 人　陆小新

责任编辑　许　悦　董　佼

国家中医药管理局"十二五"重点学科项目资助

门诊中医科疾病

主编　沈红权

第二军医大学出版社出版发行

http://www.smmup.cn

上海市翔殷路 800 号　邮政编码：200433

发行科电话/传真：021-65493093

全国各地新华书店经销

上海锦佳印刷有限公司印刷

开本：850×1168　1/32　印张：3.75　字数：6.7 万字

2015 年 8 月第 1 版　2015 年 8 月第 1 次印刷

ISBN 978-7-5481-1131-3/R·1865

定价：20.00 元

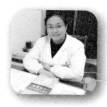

朱喜英
中医心病篇

徐开蕾
中医治未病篇

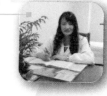

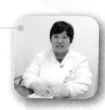

吴文彪
中医肺病篇

王君
中医胃肠篇

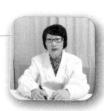

刘鑫晔
中医外科篇

蔡晓红
中医儿科篇

王福菊
中医妇科篇

张志丹
中医内分泌篇

沈红权
中医美容篇

　　怎么才算健康？怎样才能真正掌握祛病强身的技能？本书以清晰的描述、具体的事例、贴切的比喻、图文并茂的形式，将为您拨云见日，带您回归中医养生智慧的本源。编者根据自身长期的临床实践经验，结合老百姓在日常生活保健中经常遇到的问题及误区，以"简单方便、正确有效、价格低廉、易学易用、趣味生动"为宗旨，从更科学、更合理的角度为人们提供了正确的养生方式及防病保健的对策。本书分为9个部分，内容包括中医心病、肺病、消化、妇科、外科、儿科、内分泌系统慢性疾病的预防调理；以及进一步提高生活品质的美容指导；治未病篇将帮助读者了解和熟悉传统中医防病治病的理念核心、如何提早识别疾病先兆、如何吃好睡好，以及正确的中药服用方法等。

　　本书所阐述内容具体、细致、直观，能作为自身参照运用，男女老少皆宜，阅读本书能帮助读者重新审视、调整自己的生活态度及生活方式，从而达到防病、治病的目的。总之，本书是一本值得认真一读的养生好书！

编　者
2015 年 2 月

MU LU

目录

肺病篇

儿科篇

美容篇

心

病

篇

1. 更年期综合征会影响到心脏吗

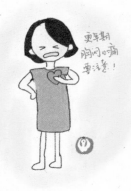

　　绝经是每位女性生命过程中必然经历的正常生理过程。在这过程的前后，女性身体因性激素改变（减少）导致的一系列自主神经功能紊乱，且伴随心理症状的临床表现，称为更年期综合征，又称围绝经期综合征。大约 2/3 的女性这一阶段可出现一系列症状，如潮热、汗出，情绪改变等，这给广大女性带来了一定的烦恼，影响了其身心健康和生活质量。除此之外，还经常出现"胸闷""心悸"等类似"心脏病"的症状。为防误诊，就需要与真正的心脏疾病进行鉴别。大家知道，雌激素对女性身体的各个器官有保护作用，如美国政府主导的研究表明雌激素能降低女性患乳腺癌和心脏病的风险。进入更年期后，女性冠心病的发病率也明显增加。因此，一旦出现胸闷、心慌等"心脏病"症状，建议还是应该去医院检查一下，明确是否为真正的心脏疾病导致的症状，如果不是心脏疾病引起的，则需要接受更年期综合征的治疗。治疗后可能这些"心脏病"的症状就能大大缓解甚至"治愈"。

中医认为，通过一些补肾、调气血的方法，使人体的阴阳恢复平衡，对改善更年期的症状效果明显。值得提醒的是，更年期女性也要保持良好健康的生活习惯，如控制体重、不吸烟、多运动、注意饮食。

2. 不适用硝酸甘油和消心痛的"心肌缺血"（"心肌桥"是怎么回事）

心脏的血管（冠状动脉）一般走行在心脏的外面（心外膜），如果往心肌里面走，就像穿过一段公路隧道，我们把这种情况就叫作心肌桥。心肌桥出生时就存在，心肌桥是一种相对常见的先天性心脏血管生理性变异，可以通过冠状动脉造影或冠脉 CT 进行诊断。尸体解剖时心肌桥检出率为 15%～85%。由于心脏不停地收缩，这段血管在心脏收缩的时候会被不断地挤压，就会出现"心肌缺血"。大部分患者并不会出现明显的临床症状，而部分心肌桥患者可能会在中年后出现胸闷、胸痛、心慌等情况。我们知道，大部分心绞痛患者发作时可以通过服用硝酸甘油、消心痛等药物来缓解胸闷等症状，而心肌桥患者是不建议使用这些药物的。一般情况下本病无特异性治疗,推荐使用一些能降低心肌收缩力的药物来缓解症状。

中医把心肌桥归为"胸痹"范畴,应用泄浊化痰、活血通络的方法,可在一定程度上缓解心肌桥患者的临床症状。平时宜清淡饮食,心情舒畅,劳逸结合。

3. 何为中医"胸痹"

"胸痹"是指胸闷、胸痛,轻度发作的话,休息一会也许就能缓解了;但如果病情加重,就可能出现持续胸痛、心慌气急,更严重的话,会有生命危险。胸痹相当于西医所说的冠心病,是由于提供心脏血液供应的冠状动脉粥样硬化或冠状动脉痉挛所致的血管腔狭窄或阻塞,导致心肌缺血、缺氧而产生的相应症状。

中医认为,本病的发生是由于寒气、气血不通畅痹阻心脉而致,所谓"不通则痛"。抑或是因为气血不足无法使心脉得到供养所致,所谓"不荣则痛"。

本病进一步发展,可能出现急性心肌梗死的情况,会造成致命性危险。所以,要提醒广大中老年朋友特别注意,出现胸部憋闷疼痛,即使休息一会儿就能缓解,也千万不能麻痹大意,应及时到医院就诊。

4. 胸痹发作时怎么办

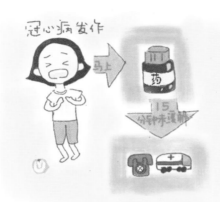

　　胸痹(冠心病)发作时,应当马上停止任何活动,原地休息,立即服用速效救心丸或麝香保心丸,并告知家人或亲朋,及时就医。如 15 分钟后仍未能缓解,则可能是真心痛(中医病证名,是胸痹进一步发展的重证)发作,请牢记,对于真心痛而言,时间就是生命,不要有片刻的犹豫,务必立即拨打医疗急救电话"120",立即就医。还有些情况值得警惕,对于老年人或糖尿病患者来说,本病发作可能症状并不典型,可能没有明显胸部不适的感觉,有的甚至误以为是犯了胃病,所以对于胸痹患者来说,如果有腹部不适的情况,也要有所警觉,应及时就医,以防万一。

5. 胸痹该如何中医调护

胸痹的日常调护非常重要,需做好以下几个方面。①保持起居规律,《黄帝内经》中说:"起居若惊、神气乃浮",生活不规律易诱发胸痹的发生。②创造一个安静、舒适的环境,居住环境宜空气流通、温湿度适宜,四周无噪声,避免过多的不良刺激。③饮食宜清淡,**中医**认为,我们过多食用肥甘厚腻,体内容易产生痰饮湿浊,阻塞经脉血络,所以应少食肥甘厚腻之品,宜多吃新鲜蔬菜、粗粮杂粮等,饮食宜清淡低盐,不宜吃得过饱,可以在医生的建议下利用食物的特性来调整机体阴阳。④忌吸烟及远离二手烟,忌喝白酒等烈酒。⑤平时应养成规律排便习惯,保持大便通畅。⑥调节好情志,**中医**认为,"七情失调可致气血耗逆,心脉失畅,痹阻不通而发心痛",所以,平素应该调畅情绪,心态平和,避免激动情绪。⑦可安排适量活动,如太极拳、散步等,但应避免过度劳累。⑧规律服用药物,无论是中药还是西药,都要遵从医生的嘱咐,按时按量规范服用,从而使身体达到相对动态平衡的中医所谓"阴平阳秘"的健康和谐状态。

6. 中医说的"真心痛"是什么病,有什么先兆

真心痛是胸痹的进一步发展。真心痛的疼痛位置与胸痹

相仿,但疼痛更为剧烈,持续时间更长,可长达数小时。胸痹疼痛一般休息和服用硝酸甘油、麝香保心丸后可缓解,真心痛则多不能缓解。常伴有烦躁不安、出汗、肢冷、恐惧、脉律不齐等,甚至有种死亡即将来临的感觉。真心痛在现代医学中属于急性心肌梗死等严重心脏疾病范畴,中医描述真心痛的发作的危害性非常形象:"真心痛……心痛甚,且发夕死,夕发旦死",故本病发作应立即赴医院治疗。

真心痛病情危急,如就诊治疗不及时,有危及生命的可能,所以早发现、早治疗显得特别重要。真心痛的发现并非无迹可寻,常可通过一些"先兆"症状来找到其"蛛丝马迹"。比如,有的患者一般在发病前几日会有胸部不适感,胸痛的主要部位在心前区,疼痛常常为一种压迫、憋闷或胸前区紧缩感,但这种疼痛不是一种像刀割样的尖锐样疼痛,同时可伴有乏力,烦躁不安,活动时心慌、气急,发作的次数比过往频繁,胸痛的持续时间较前延长,甚至服用一些平时挺管用的"硝酸甘油""麝香保心丸"都难以取得效果,严重的可以出现一种死亡迫近的恐惧感觉。当出现这些症状后,可谓拉响了"红色警报",一定要及时就医。

7. 治疗胸痹的中成药主要有哪些

治疗胸痹的中成药可分为三类,以芳香温通、活血化瘀和补气活血为主。

1）芳香温通代表药物有速效救心丸、麝香保心丸、冠心苏合丸等。

2）活血化瘀有银丹心泰滴丸、乐脉颗粒、血塞通、通心络胶囊、复方丹参片、血府逐瘀口服液。

3）补气活血有芪参益气滴丸、芪参胶囊、益心舒胶囊、生脉饮口服液、参松养心胶囊等。

另外提醒大家：市场上中成药品种较多，建议同类药只选用一至两种，用药切忌贪多重复，否则就会"药倍功半"。更切忌去买不法商贩添油加醋的把治疗效果吹嘘地神乎其神的假药，否则可能落得人财两空。中医讲究辨证论治，这些药物一定要在专业中医师的指导下辨证选用，才能发挥应有的疗效。

8. 哪些人易患冠心病

究竟哪些人容易罹患冠心病呢？

1）从年龄上说，由于血管的老化，中老年人患冠心病的概率会更大，尤其是绝经后的女性，甚至可超过男性发病率。

2）高血压、高脂血症、糖尿病是人类的无形杀手，有这些基础疾病的人，还有一些肥胖、缺少运动、吸烟的人群，都是冠心病的后备军。

3）有研究发现，日均吸烟 10 支，就能使男女心血管疾病死亡率分别增加 18％和 31％。

4）平时久坐的职业人员相比能积极活动的从业人员患冠心病的概率明显增加。

随着生活工作方式的改变，社会结构的快速转型，现在越来越多的年轻人更易忽视健康生活的调摄，过度追求刺激的生活，物质上的享受，抽烟喝酒、加班熬夜或留恋于夜生活，甚至把煎炸炙烤的食品当作每餐必备的"美食"，临睡前以吃夜宵为乐，也使自己提早加入了冠心病的后备军队伍，一个人要想不得心脑血管疾病，就要远离这些不良生活习惯，使气血运行流畅，只有这样，才能远离这些疾病的侵扰，做一个"好心人"。

9. 冠心病患者如何过春节

春节是我国普天同庆，万家团圆的传统节日，却也是冠心病的高发期。为了冠心病患者能安度一个祥和欢乐的佳节，一定要多加注意以下几点。

1）冬季气温低，室内外温差大，亦使人体处于应激状态，易诱发心绞痛、心肌梗死，所以应做好防寒工作。

2）注意劳逸结合，规律生活，过于劳累会加重心脏负荷。

3）过节时勿暴饮暴食，如过多食用肥甘厚腻，易产生痰饮湿浊,阻塞经脉血络;宜多吃新鲜蔬菜、新鲜水果、粗粮杂粮、豆制品等;饮食宜清淡低盐,不宜吃得过饱,合理膳食。

4)保持情绪稳定,大喜大悲等情绪波动同样易诱发心绞痛、心肌梗死。

5)预防感冒、肺炎,冬季、冬春季是呼吸系统疾病高发期,感冒、慢性支气管炎、肺部感染等都易影响心肺功能,加重心功能不全。

有部分人坚持认为,按照春节的习俗,年假期间不能服药,这是十分有害的想法,冠心病是慢性病,要做到在医师指导下长期规律按时服药,千万不可因为过节而轻易停药、减药而致原有疾病恶化或突然加重,自以为年假期间停药是为了给健康加分,却恰恰害了自己。

10. 冠心病患者怎么吃

冠心病患者饮食宜清淡:宜多食用富含纤维素、维生素的食物,提倡多吃蔬菜,如冬瓜、胡萝卜、芹菜、豆芽、菜花、韭菜、大蒜、大葱、洋葱、红薯、马铃薯、番茄、香菇、蘑菇、木耳等;新鲜水果,如橙子、香蕉、山楂、杨桃、西瓜、苹果等;粗粮杂粮,如荞麦、小米、燕麦、大麦;豆制品,如黄豆、赤豆、绿豆、蚕豆、豌豆、扁豆、芸豆、豆腐。并提倡多种不同颜色的食品互相搭配。宜低脂肪、低胆固醇饮食,尽量少吃或不吃如猪油、牛油、羊

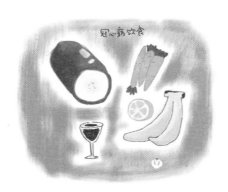

油、鸡油、鸡皮、动物内脏、鱼子、蛋黄以及油炸烧烤类食品等。应食用植物油,如豆油、花生油、菜油、茶油等。控制甜食的摄入,过量的糖可转化成脂类增加心脏的负担。适量的蛋白质饮食,如瘦肉、鱼肉、鸡、牛奶、羊奶等食物。特别是鱼肉,是保护心脏的上佳食物,冠心病患者宜每天吃 100 克鱼肉,能增强患者的抵抗能力及体质,对缩短病程、促进康复也是有益的。晚餐不可吃得过饱,以免诱发夜间心绞痛和心肌梗死发作。少吃辛辣食品、浓茶、咖啡等;忌烟酒。低盐。切忌暴饮暴食,忌饮烈性酒(如白酒),可饮少量低度酒(如葡萄酒),少量饮酒有促进血脉流通,调和气血的作用。饮食中应适当控制食盐量,建议每天少于 6 克。

11. 冠心病患者应该怎样运动

一些患者认为运动锻炼可能诱发心绞痛,而害怕运动锻

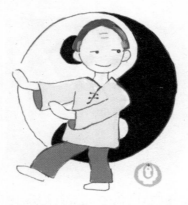

炼。其实,适当的运动只要量力而行,一般不会诱发心绞痛的。适度的运动锻炼能起到控制高血压、调整脂质代谢紊乱、降低血脂、控制体重、稳定血糖、调畅情志、提高机体免疫力、提高心脏机能等作用,所以,冠心病患者应该要适当地运动。那么,心血管疾病患者应该怎样运动呢?

心血管疾病患者可以选择节奏较缓、强度较低、运动量较低的运动,例如,散步、打太极拳、练气功、进行社区健身器械上的锻炼,每周运动3～5次,运动量应从小到大,时间从短到长,循序渐进,根据自己的身体情况适可而止,以自觉无不适感为准。运动量以身体微微出汗为宜。要合理安排运动时间,人体在上午时段交感神经较为兴奋,生物电不稳定性增加,容易发生心律失常,可出现心室颤动,而引起猝死。研究发现,心血管的发病常在上午6～12时,所以锻炼时间应选择在下午。进餐与运动时间至少间隔1小时以上。需要心脏病患者注意的是，冬天早上寒冷，不适合运动。平素锻炼活动时，最好有亲友相伴。运动时若出现头晕、头痛、心慌、出大汗、恶心、呕吐、全身软弱无力等不适症状时，应立刻停止，必要时需就医。

12. 怎样对付血管粥样斑块

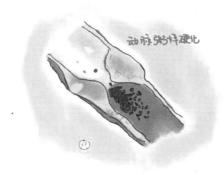

动脉粥样硬化

血管粥样斑块即是动脉血管内膜积聚了脂质外观呈黄色的粥样斑块。它是一种潜伏在我们身体里的可怕的东西，它的存在就像街道的垃圾一样，随时可能堵塞我们的血管，阻碍血液的有效流通。随着年龄的增长，斑块会增多增大，造成管腔的狭窄，也可能会脱落下来，堵塞远端血管及心脏冠状动脉，导致心肌供血不足，使得心脏功能受限，也会堵塞脑血管，导致我们偏瘫，甚至失去生命。

现代医学认为已形成的斑块很难消除，积极治疗的目的：

①为了防止斑块进一步发展、变大,堵塞血管;②为了使斑块趋于稳定,不脱落下来,成为血栓。对付血管斑块可以中西医治疗双管齐下,西医治疗除降血压、血糖等外,可服 HMG-CoA 还原酶抑制剂(即他汀类)降脂药,既能降脂又能稳定斑块,**中医**治疗可用水蛭、全蝎、土鳖虫、丹参、田七、赤芍药、降香、决明子、山楂及通心络、复方地龙胶囊等中药活血化瘀、解毒散结。现代研究发现,这些中药也有抑制斑块形成,稳定斑块的作用。当然,查出血管里面有粥样斑块,首先应该到医院看专业医生,如果斑块堵塞血管严重,根据个体情况差异,有的患者可能被建议进行介入支架等手术治疗。

(中医内科　朱喜英)

治未病篇

13. 为什么中医倡导"治未病"

"治未病"是**中医**防病、治病的理念。它包含三层含义：一指未病先防，通过调节气血、平衡阴阳，防止疾病的发生；二指既病防变，如头晕可由肝火炽盛引起，进一步可发展为肝阳暴亢，有引发中风的风险，需要在头晕早期采取有预见性的治疗方法以防止其传变加重；三指疾病好转后要注意防止复发，如中风复发率相当高，对中风患者除了及时抢救、治疗外，还需制定合理的康复方案和生活指导，消除其复发的风险因素。古今医家对"治未病"的理论非常重视及推崇，早在《黄帝内经》就有记载："圣人不治已病治未病，不治已乱治未乱。"强调了疾病既已形成再去治疗，就好像"渴而穿井，斗而铸锥"，意思是口渴无比时才想到打井，临打仗时再去铸造兵器，为时就太晚了。所以，对于我们老百姓来说，最希望的就是"治未病"，防患于未然，防病胜于治病，才能成为幸福快乐的健康达人。

14. 怎样重视表象，预防疾病

中医认为，人是一个有机的整体，藏于体内的内脏疾患在体表有迹象可寻，古称"司外揣内"。可见，外在表现往往还充当了内在疾病显示屏的作用。下面举两个病例说明：

病例一，某七旬老人在三九寒冬感到左肩背部疼痛，特别怕冷且食欲明显减退，一天只喝一杯牛奶，后稍有好转，没有引起重视未去医院检查，两周后的某天晚上喝了中度白酒后突发心肌梗死而猝死。殊不知老年人左肩背部疼痛即是冠心病心绞痛的外在表现，因错过了最佳诊治时间而无法挽回生命。

病例二，某中年男性自诉"对饮食的温度和辛辣异常敏感"来就诊，查舌淡白肿大，翻看眼皮苍白无血色，验血证实重度贫血，再经胃镜检查诊断为萎缩性胃炎，通过中药健脾和胃、养血生津及饮食调养，血红蛋白逐步恢复正常，舌头也呈现正常的淡红色。这是因为舌象的异常反映了脾胃消化系统的病变，眼睑苍白无血色是营养吸收不足导致贫血的外在表现。

上述病例提示，在日常生活中就要重视身体的表象，防微杜渐对预防疾病的加重恶化有举足轻重的意义。

15. "喝水也会长胖"吗

肥胖的人面对日渐增长的体重常会不无忧虑地说："我喝水也会长胖，怎么办？"实际上这是误导。**中医**认为肥胖多由缺乏锻炼、不良饮食习惯、过食肥腻、家族遗传、年老体弱等原因促成。值得注意的是,甲状腺功能减退患者可有"食少体胖"的特征,所以碰到不明原因的肥胖,建议去医院查一下甲状腺功能,排除器质性疾病。中年以上的人体重增加主要考虑与脂肪的储备量增多有关,尽管他可能克制或戒除了一切含脂肪的食物,只吃些蔬菜、面、米却依然发胖,殊不知其摄入的总热量已超过身体的需要,食入的糖类等仍然可以转变成脂肪。实验证明,长期从事脑力劳动和精神紧张的人会使脂肪代谢失常,影响体内正常的新陈代谢,血清脂质和胆固醇升高,日久可致动脉粥样硬化。所以要控制体重,需经常保持适当的体力活动,注意劳逸结合、平衡饮食,少吃或不吃动物脂肪,避免进食过饱。

16. 口苦是怎么回事

口味异常改变,往往是脾胃消化功能失常或其他脏腑病变的信号。其中口苦与火气、湿热有关。除口苦外,还可表现为面色红赤、口舌溃疡、眼结膜充血、头痛易怒、心烦急躁、失眠、牙龈肿痛、咽喉干痛、小便短黄、舌红舌苔黄腻等。大多有胆囊炎、胆汁反流性胃炎、食管炎、结膜炎、牙周炎及众多炎症病史。如平时不注意调养,长年酗酒,贪食甜品、海鲜、油腻厚味,进食过快或有幽门螺旋杆菌感染病史都能生热助湿或化燥影响胃的消化功能,产生口苦的症状;另外如湿热下注导致慢性腹泻、急性尿路感染、宫颈炎、盆腔炎、前列腺炎等部分患者也会感到口苦不适。所以，**中医**对口苦的调治以及生活调摄的建议必须在弄清楚原因的基础上予以对症下药才能收到事半功倍的效果。

17. 如何识别"瘀血体质"

瘀血是由于身体遭遇到内外伤或其他种种原因导致管腔中的血液运行不畅，停聚凝滞而形成的瘀积之血。瘀血致病有一些共同的特点和表现：多见刺痛、绞痛或闷痛，部位固定不移，每到夜晚疼痛更加明显，如心绞痛、肾绞痛等。如遇外伤，可见青紫色瘀斑，如瘀积体内，皮下可以触摸到肿块，质地坚实，固定不移。这类人群往往面色暗黑，皮肤粗糙干裂鳞屑化，口唇指甲发绀，舌质紫暗或有瘀点瘀斑，舌下静脉曲张。对照以上特征不难判断自身或他人是否属于"瘀血体质"了。应及早去医院采用活血化瘀方法进行防治干预，平时可以服用三七粉，或将藏红花、丹参等泡茶饮用。

18. 民间传说"晚上喝姜汤如服砒霜"是真的吗

生活中我们常会因为着装单薄，不慎吹风受凉后出现喷

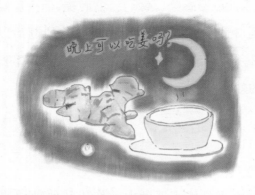

嚏连作,鼻流清涕,怕冷头痛等不适症候,这时就会想到赶紧熬一碗生姜红糖水暖身祛寒,但又因顾忌到民间有一种传说:"晚上喝姜汤如服砒霜"而纠结止步,不敢喝。其实这个说法不可靠,古药书云"生姜辛温,行阳分而祛寒发表……治伤寒头痛、伤风鼻塞"。风寒感冒需要用中医辛温药散寒解表才能起效,生姜甘辛而性温,正好能起到散寒解表、发汗祛邪的功效,故常作为预防感冒和感冒轻症的用药。之所以有这样的说法,是因为晚上宜收敛,不建议在晚上常服姜汤,放在白天喝能帮助升发阳气更加合适。

19. 炸鸡配啤酒到底能不能吃呢

"下雪了,怎么能没有炸鸡和啤酒呢?"不久前热播的韩剧《来自星星的你》女主角的一句台词,使不少年轻人迷上了炸鸡＋啤酒的吃法。这两种食物的搭配固然美味,但却并不健

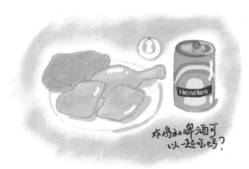

康。一般来说，饮用少量啤酒（300毫升）确有增进食欲和消暑解渴的作用，但如果经常并且大量饮用，往往会造成心腹增大，即所谓的啤酒心和啤酒肚。而且炸鸡和啤酒热量都非常高，两块二两的炸鸡热量相当于八两米饭，再加一瓶啤酒，等同于吃了一斤多米饭，可诱发急性胰腺炎。体内火热蓄积、热毒炽盛，易催生痤疮等皮肤感染，热灼津液，血黏度增高，血液运行缓慢，血液中的"垃圾"易停积在血管壁上，成为诱发动脉硬化、冠心病、高血脂的不利因素。其次，炸鸡和啤酒所含的嘌呤成分都比较高，啤酒又是痛风的独立危险因素，两者搭配在一起无疑就是雪上加霜，会诱发痛风的发作。另外它们还会刺激消化道，可能引发急性胃肠炎。对身体虚弱或有病的人，还会加重肝肾负担，促进泌尿系统结石的形成，降低人体的应激反应能力，可引发或加重旧疾。所以不推荐这种搭配。

20. "肾虚"的自我诊断

很多人常把"肾虚"误认为"肾功能不全",其实,两者属于不同的医学概念。"肾虚"是中医的诊断,而"肾功能不全"时查血肌酐异常升高,属于西医的诊断。"肾虚"多发生在中老年人,青壮年较少,可因工作繁忙,疏于休息,长期体力透支而出现多脏器多系统退行性病变(老化)的症状。通常我们可以通过以下方法自我诊断是否"肾虚"。典型症状:反复腰酸乏力、足膝酸软、脚后跟痛、耳鸣脱发、须发早白、记忆力明显减退,以上不适在劳累后更加明显。在此基础上,如果伴有以下症状,可能属于肾阴亏虚:面色潮红、怕热盗汗、手足心热或容易出汗、口干咽燥、脾气急躁,女子月经色深量少,男子容易勃而不坚或者早泄,舌红苔少等;反之,如较常人更易怕冷、头晕耳鸣、神疲乏力、面色淡白、颜面虚浮、手脚冰冷、腰酸腿软、小便清长频数,女子月经色淡量少,男子遗精滑精、阳痿,舌淡白等,则属于肾阳亏虚。建议去医院请专业的中医师给予保健调理,这也是中医治未病、膏方调补源远流长、经久不衰的原因所在。

21. "地黄丸"怎么选用

日常生活中,提到补肾药物,人们首先想到的是"六味地黄丸"，甚至认为补肾之中成药非它莫属，殊不知如不辨明阴阳虚实，盲目服用，效果往往适得其反。不仅"肾虚"的症状得不到改善，还会加重原有病情，甚至变生他症。常用的"地黄丸"有四种，那么究竟应该如何对症选用呢？

（1）六味地黄丸　用于阴虚引起的腰膝酸软、健忘耳鸣、潮热盗汗、手足心热。因其中补阴药较多，故不适用于畏寒怕冷肾阳虚以及痰多湿重者，对脾胃消化功能较弱者需谨慎使用，不建议长期持续服用。

（2）知柏地黄丸　用于阴虚而有虚火所致的牙龈肿痛、烦热失眠、尿痛、血尿、颧红盗汗及咽干口燥，脾胃怕冷，大便不成形者慎用。

（3）杞菊地黄丸　用于阴虚而头目精血不足所致的头晕耳鸣、视物昏花或眼睛干涩、畏光流泪等。

（4）桂附地黄丸　用于治疗阳气虚衰导致的神倦嗜卧、气短懒言、形寒肢冷、腰背酸痛、多尿或小便控制不良、腹中冷痛、大便不成形及阳痿早泄等病症。

上述地黄丸都是补益药剂，对于体质不虚弱者，无亏虚表现的正常健康人不宜使用。建议患者在医师指导下，根据不同病症正确选用，才能起到阴阳平衡、气血调和的理想作用效果。

22. 腰痛该如何进行日常调护

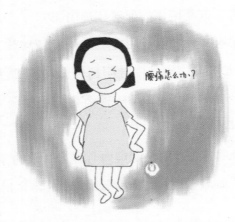

腰痛的原因很多,可先做一下尿常规、肾功能、肾脏及妇科 B 超、腰椎 CT 或磁共振等检查,在基本排除器质性的疾病后,大致就要考虑与"肾虚"及腰部感受风寒湿等外邪有关了。那么如何通过日常调理来改善腰痛固护肾气呢?

(1) 生活起居方面　首先要做好腰部的保暖,避免吹风淋雨受寒。遇寒湿季节,可在腰部贴上暖宝宝以起到保暖祛寒的作用;久坐、久立之人,避免长时间固定于某种姿势,以免腰背肌疲劳,间隔一定时间要活动一下腰部,在室内行走片刻,做一些前屈、后伸、旋转的腰部运动,使被牵拉的腰肌得以放松,同时疏通了腰背经络。在座椅的后背上可安置合适的腰背靠垫,采取靠坐的姿势,这样可减轻腰椎的承重压力;床垫和座椅不宜太软,以硬板床为宜;捡拾东西时,一定要屈髋屈膝缓慢下蹲,可预防腰腿疾病的发生。平时应劳逸适度,不可负重久行,不可强力举重。

(2)饮食等调摄方面 避免过多食用寒湿生冷的食物,即使在酷暑季节,也不宜多饮冰冻饮料。肾虚腰痛者遇劳疼痛加重伴腿膝无力。《素问》里曾提到"腰为肾之府",言下之意便是腰痛的发生与"肾"的关系十分密切,因此,平时就要关注补肾环节,根据不同症状表现分别选用杜仲、续断、桑寄生、牛膝、红花、熟地黄、枸杞子、菟丝子、艾叶、补骨脂等煎汤、浸泡药酒服用达到补肾活血、强壮筋骨之效,也可用上述煎汤药汁酌加温水稀释后每天泡脚半小时,起到温经散寒、舒筋通络的作用。当然,节制房劳对保肾护精也非常重要。

23. 怎么才能"睡好"

据中华医学会数据统计显示,目前有近 1/3 人群遭遇"睡不好""多梦"即失眠的困扰。很多人担心服用西药中的安眠药容易成瘾,又会影响思维反应能力,更多人渴望通过中医养生帮助他们解除失眠烦恼,本文结合失眠原因给大家推荐几种调养方法。

心火旺盛者除失眠外常见心烦、口舌生疮、有时舌尖特别红,平日可饮莲心茶或百合莲子汤清心火;肝火旺者除失眠外多急躁易怒、目赤口苦,胁胀善叹气,可经常敲打肝经、胆经位于大腿内外两侧,经常敲打以助清泄肝火,坚持每天做几次深呼吸调畅气机;胃气不和者除失眠外表现为腹胀、腹痛、睡卧不安,古有云"胃不和则卧不安",故饮食需清淡有规律,少食多餐,细嚼慢咽,切忌暴饮暴食,症状明显者建议去医院消化内科进一步诊治;阴虚火旺失眠者以手足心热、耳鸣健忘、潮热盗汗等为特征,建议服用知柏地黄丸,如正值更年期女性,同时可配合玫瑰花、五味子、麦门冬泡茶以起到养阴疏肝、调畅情志之功效;体弱心胆气虚失眠者容易惊吓、心慌疲劳,可用黄芪、酸枣仁、龙眼肉、山药、红枣熬粥煲汤益气养心安神。

概而言之,要想摆脱"睡不好"的困扰,还需要养成良好的生活习惯。保持知足常乐的平和心态,情绪平稳;多参加户外运动;睡前热水泡脚;忌大吃大喝、浓茶、咖啡、烟和酒;卧室整洁安静、舒适,光线、温度适宜;睡前可点一炷沉香,宁心静神也可以帮助香甜入梦;保持规律的作息时间,才能起到良好的效果。

24. 为什么总是容易出汗

你是否有过这样的感受,一走动就会冒汗。每晚醒来头颈或全身淌着汗,却不知怎样才能控制住"莫名"的汗液。对于多汗者首先要分清两个概念,白天吃饭、喝茶或稍活动后即出汗者谓之"自汗",常与气虚有关;而晚上入睡或醒来已有遍身汗出者谓之"盗汗",常与阴虚有关。

自汗者,往往身体虚弱,抵抗力较差,平时易感冒,稍活动后就会出汗不止,可通过快走、慢跑、打羽毛球、游泳等运动增强体质,还需注意防寒保暖以减少感冒的发生。心气不足之自汗盗汗,伴有心悸多梦、神疲气短,《内经》中提到"汗为心之液",此类人群多有心脏病史,遇惊或情绪波动后汗出明显,平日可坚持用黄芪、红枣、枸杞泡茶或用人参煎煮补益心气、固涩敛汗。尚须保持心情愉悦,避免烦劳过度。盗汗者,常有心烦急躁、两颧潮红、舌红少苔等伴随症状,中药可选用黄芪、太子参、生地黄、乌梅、麦门冬、五味子煎服养阴生津、清热止汗,如消瘦明显建议去医院做一下相关检查,排除甲亢、结核病等疾患。还有一类人群因经常生闷气或喜欢进食辛辣油腻食物,时间久了容易导致邪热郁蒸,表现为汗液黏黄、面热烦躁、口苦尿黄,此类患者头汗、手汗、足汗较多,需及时改变不良生活习惯,饮食清淡,摒弃重口味的喜好,拥有快乐平和的心态。必要时,可去医院内科做一下肝功能、肝胆 B 超等检查,以排除肝胆疾病。不管是何种原因引起的出汗,一般都可选用浮小麦、瘪桃干、糯稻根煎服,并可用五倍子粉加少量白醋调和后敷于脐上可收到固涩敛汗的良效。

25. 中药究竟该怎么服用

中药的服用方法有没有特别的讲究？回答是肯定的。根据不同病证采用不同的服用方法，才能达到预期的治疗效果。具体如下：

（1）热服法　受风着凉感冒等，药液需乘热服用，服后取热粥或温热米汤饮用以助药力，然后避风盖上被子取汗，使病邪从汗而解。

（2）寒服法　指待药液转凉或冷藏后服用，适宜内热炽盛或暑天外感暑湿，可助清热解毒消暑化湿。

（3）食后服法　指饭后 0.5～1 小时后服用，多用于胃病属消化不良或出血类病症等。

（4）空腹服法　指晨起未进食前或饭前 0.5 小时服用，多用于通便、风疹、驱虫、补气升阳亏虚调理之人。

（5）临睡前服法　适用于睡眠不好、心脑血管患者群。

（6）频服法　指煎好的汤药每天不拘时间，数次频饮，如口燥咽干、大便干结的胃痛，以及伴潮热盗汗、声音嘶哑的反复干咳等。

（7）顿服法　指将汤剂浓煎至 50 毫升左右一次服完，能迅速起效，药量减少了，患者也易于接受，多用于小儿以及急性胰腺炎、阑尾炎等重症或胃肠道疾病。

（8）冲服法　指将一些气味芳香、不宜久煎或贵重药材如沉香、琥珀、羚羊角、三七、鹿角等研成粉末，用煎好的药液冲匀调服，以提高药物的吸收率，增强疗效。

（9）含服法　指将药物含于舌下或口中含化，以利快速起效，如保心丸、冠心丹参滴丸、速效救心丸或咽立爽口含滴丸等，通过舌下及口腔黏膜吸收，能有效缓解心绞痛或咽部肿痛。

（中医内科　徐开蕾）

肺病篇

26. 痰中带血是疾病吗？ 中医如何治疗

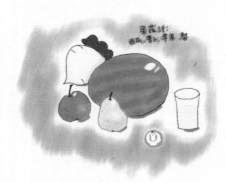

　　咳嗽有痰血的原因是多种多样的,通常考虑肺部有炎症,结核及肺部肿瘤 3 种最为常见情况。年轻人的考虑炎症为主,中老年人首先排除肺部恶性病变,其次结核,最后考虑有肺部炎症。不排除也有其他情况如心力衰竭引起的肺淤血等。要进行系列检查如胸片,年龄较大的人员必须肺部 CT 或增强扫描,肺部核磁共振(MRI)在胸部检查优势不明显,因此不主张。痰血现象中医归为暑热伤肺及肺阴虚引起的,特别是口舌非常干红,甚至舌有裂开现象,白开水和果菜汁都是很好的清热养阴生津饮料,如生梨汁、西瓜汁、苹果汁、萝卜汁等都是止咳的良药,每天不妨喝两杯,有利于咳嗽症状的减轻。中医有以下分型

（1）燥热伤肺　表现为咽喉瘙痒及咳嗽、痰中带血、口鼻干燥，或有身热、舌质红或有开裂、少津、苔薄黄或无苔，脉细数。治疗以清热润肺，安络止血。出血较多者，可再加用云南白药或三七粉冲服。

（2）肝火犯肺　表现为咳嗽频作，痰中带血或纯血鲜红，夹有痰液，胸胁胀痛，情绪烦躁易怒，口干苦，舌质红，苔薄黄，脉弦数。治疗以清肝泻肺，凉血止血。

（3）阴虚肺热　表现为干咳痰少，痰中带血或反复咯血，血色鲜红，口干咽燥，面红潮热，盗汗不断，舌质红少津，脉细数。治疗以滋阴降火，润肺止咳，清热止血。具体治疗方案必须依据病因如炎症、结核或肺部肿瘤情况而定，进行辨病施治。

27. 反复咳嗽可有哪些因素引起的

原因是上呼吸道病毒感染使黏膜受损，黏膜下神经末梢暴露，受鼻咽流下的分泌物刺激而诱发咳嗽。治疗不恰当，上呼吸道的炎症可逐渐向下发展，气管、支气管也会受累，表现为咳嗽伴有痰。查清咳嗽的原因才能正确治疗。咳嗽的发作也并不一定是某些细菌或病毒感染引起的，咳嗽的发病与患者的体质、生活习惯、生活的环境都有很大关系，气候的多变、人的情绪因素和运动也都有可能造成咳嗽反复发作。中医药治疗必须因人而异、辨证处方。根据人体虚实、风寒痰湿等邪证的情况,酌情用药。另外发病期间服用海腥、辛辣刺激之品也易诱发,必须忌用。

28. 中医是如何治疗变异性哮喘

变异性哮喘是一种特殊类型的哮喘,咳嗽是其唯一或主要临床表现,无明显喘息、气促等症状或体征。临床表现以长期的顽固性干咳为主,用过各种中西医止咳化痰药和多种抗生素进行治疗过一段时间几乎没有疗效,正规系统治疗的话,以抗过敏为主,维持时间约十年。中医根据辨证运用中草药煎剂口服治疗,效果明显,且能增强体质,不易复发。根据正邪虚实情况将咳嗽分为:①感受外邪,肺气壅塞;②痰浊壅盛,气郁血瘀;③肝失条达,木火刑金;④肺脏虚弱,阳伤气耗四种类型。按此分型辨证施治,最终能使外邪散、淤滞除、气道畅、脉络顺、枢机利,即肺的宣肃功能得以恢复常态,正本清源,各司其职,则气机通畅,气道炎症减轻,气道弹性恢复,咳喘消失,从而达到从根本上治愈咳嗽变异性哮喘的目的。

29. 患了急慢性支气管炎如何注意平时起居

第一,增强体质,避免感冒。有条件的患者,应适当进行有氧锻炼活动,同时配合中草药饮用如黄芪、太子参、灵芝或冬虫夏草。

第二,饮食宜清淡,忌辛辣海腥刺激之品,忌过咸过甜之物,应戒烟多饮茶。

第三,功能锻炼,腹式呼吸:腹式呼吸能保持呼吸道通畅,增加肺活量,减少慢性支气管炎的发作,预防肺气肿、肺源性心脏病的发生。

第四,避毒消敏:有害气体和毒物如二氧化硫、一氧化碳、粉尘及厨房烹饪散发的油腻气味等会使病情加重,家庭中的散发的煤气也能诱发咳喘,厨房居室应注意通风或装置脱排油烟机,以保持室内空气新鲜。寄生虫、花粉、真菌等能引起支气管的特异性变态反应,应保持室内外环境的清洁卫生,及时清除污物,消灭过敏源。

第五,冬病夏治:在夏季大暑天用膏药外贴能起到冬病夏治、防病治病的作用。

30. 咳嗽患者应在饮食上如何调理

不同病因引起的咳嗽,饮食调理方法也不同。

(1)风热咳嗽　表现咳黄稠痰,不易咯出,鼻塞、流浓黄涕、口干、喉咙干咽痛,或有发热怕风舌红、苔薄黄。

食疗方法:①桑银杏仁茶。桑叶 10 克、金银花 10 克、杏仁 10 克(去皮捣碎)一起置于锅中加水烧开后文火慢煮 20～

30 分钟,取汁即可温服。②梨贝汤。鸭梨 100 克(洗净去核,切片),川贝散 6 克(3 克一包即 2 包),桔梗 10 克,一起置于砂锅中煎煮 20 分钟,再加入菊花 10 克,再煮 10 分钟去渣取汁,即可温服。

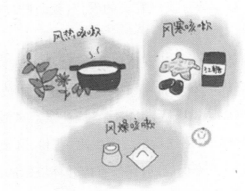

(2) 风寒咳嗽 咯白稀痰、恶寒头痛、鼻塞流清涕、全身酸痛乏力、舌苔薄白。

食疗方法:①红糖姜枣汤。红糖 30 克、生姜 10 克、红枣 30 克加入水煎至一碗,取汁温服,服后微汗即愈,起到散寒驱邪之效。②姜杏粥。杏仁 15 克、粳米 50 克,洗净同置于砂锅中,加适量水,煎煮 20 分钟,加生姜 6 克,再熬成粥,即可温服,养胃祛寒邪,每日两次,兼顾人的正气,饮食增加、营养好,身体自然恢复的更快。

(3) 燥热型咳嗽 好发于秋天,主要表现为频频干咳、无痰或少痰,或痰黏难出、唇干舌燥、咽干咽痛、说话嘶哑、舌尖红、苔薄干。

食疗方法：①雪梨炖冬菇。先将 2 个雪梨去皮切成小片，冬菇 20 克洗净切条，加适水和冰糖同炖，待熟后早晚分两次连汤服食，既润肺又大补，可口又富有营养。②杏仁炖雪梨。杏仁 15 克，雪梨 1 个去皮切片，加冰糖 20 克，加水后隔水炖 1～2 小时，每天早晚各服 1 次，连服 3 天可见效。③川贝炖雪梨。雪梨 1 个去皮横向切开，去核放入川贝粉 6 克，将两片并拢，加冰糖 20 克，水适量，用砂锅隔水清炖 1 小时，吃梨喝汤，每天 1 次，连服 3～5 天，咳嗽逐渐治愈。其中，川贝炖雪梨的效果最为明显。

31. 气急的患者一定是肺部疾病吗

不一定。气急表现呼吸急促、上气不接下气等症状，通常见于肺部疾病，可指肺炎、肺结核、支气管炎、肺气肿，严重见急性肺栓塞等，其次必须考虑心脏疾患，常见心力衰竭、急性心肌梗死（可导致猝死的发生）、扩张型心肌病，先天性心血管病、原发性高血压、动脉粥样硬化等。同时再考虑胸部疾病：如自发性气胸、创伤性气胸、结核性脓胸、纵隔肿瘤、胸肺肿瘤、主动脉瘤等，以及全身性疾病如缺铁性贫血、锌中毒等。尽管中医是以辨证治疗为主，但也要结合辨病方法综合运用，只要病因辨清，结合中医扶正攻邪，治疗才有效果。

32. 胸部疼痛应注意哪些情况

查明胸痛原因很复杂,需区别呼吸系统的胸痛还是和其他系统有关的胸痛。但急性发作必须重视,首先排除心绞痛,急性心肌梗死。再考虑皮肤科疾病如带状疱疹,呼吸系统引起的肺部疾患如自发性气胸、急性胸膜炎、肺梗塞等常呈患侧的剧烈胸痛。**中医**论述胸痛指胸部正中或偏侧作痛,多与心、肺、肝三脏有关。《素问·脏气法时论》中说:"心病者,胸中痛。"《医碥·胸痛》中说:"胸者,肺之部分,则其痛尤多属肺可知。"《杂病源流犀烛·胸膈脊背乳病源流》中说:"胸者,肝之分,——惟肝独令胸痛,故属肝病。"此三脏按**中医**讲的经络循经路线所属脏腑有关。

33. 发热咳嗽患者可服生姜汤吗

中医学把感冒分为风寒感冒、风热感冒和暑湿感冒。简单讲咳嗽必须分清寒性及热性,治疗用药完全不同,当然效果更能体现出来。生姜是温热性的,有发汗和祛寒的功效,经中医辨证为寒性引起的,若痰白色泡沫状属寒性,考虑可用生姜汤,对风寒性感冒患者可以起到药到病除的作用,但对风热感冒和暑湿感冒的患者来说,就不适宜了。因此,在治疗感冒时，应认清病情，不要乱饮姜汤。具体方法如下：用生姜 30 克切片，配红糖 50 克，泡热水口服，既可去寒暖身，又可发汗去寒。另一种是取生梨 1 个，生姜 25 克，均切成小块，加 250 毫升水煎服，1 次服完。如血糖偏高的人士只能以纯生姜汤饮用为主。

34. 老年人患肺部感染为什么白细胞不一定高

老年人肺部感染与青壮年的情况在某些情况下有所不同，特别是有些体弱的老年人不会急骤发病，有些胸片已证实为肺炎的患者，寒战、高热、胸痛及铁锈色痰液症状不明显，其原因是老人免疫力下降，外周白细胞会表现不高，故容易忽视。白细胞不高，一般有头晕、乏力、四肢酸软、食欲减退、低热、失眠等非特异性症状。少数无症状，部分患者则反复发生口腔溃疡、肺部感染或泌尿系感染。经常发生感冒或其他感染症群，根据其临床特点，属于中医学"气虚症"范畴，舌淡苔白、脉细无力。除了必要用抗生素针剂外，再加以中草药扶正克邪，八珍汤补益气血，提高机体免疫力。

35. 慢性支气管炎的老年患者的手为什么老是抖动

通常表现为支气管哮喘的患者，由于长期反复运用抗生素和平喘药,支气管哮喘发作时会出现心悸、气短、呼吸困难继而呼吸性碱中毒而表现为双手不自主抽动。另外,使用含"沙丁胺醇"这种药物,较常见的不良反应:震颤、恶心、心悸、头痛、失眠,如果有长期大量服用或吸入沙丁胺醇等解痉平喘之类,会使药物积蓄而出现手震颤的症状。中医认为肝主筋,肾主骨,气血亏虚不能充养筋骨,老年人肝肾不足或气血两虚是其抖动的重要致病因素。传统医学可用八珍汤、天麻钩藤饮加减配合调养,也可通过临诊医师辨证综合调理。

36. 中医怎么看禽流感

"禽流感"与中医所说的"温病"极为相似,禽流感是人感染禽流感病毒引起的人类疾病。至今发现能直接感染人的禽流感病毒亚型有 H5N1、H7N1、H7N2、H7N3、H7N7、H9N2和 H7N9 亚型。

中医对"温病"或"瘟疫"的治疗自古就有,2 000 年前,汉朝张仲景已有了论述与治疗,直到清朝叶天士医学大家,提出吴门医派"温病学说",把温病治疗理论总结概括成学说,造就医家对温病学说不断研究,总结及创新经验。

禽流感是以发热为表现,当人体感受到此类病毒后,病情进展比较快,且有传染性,俗称"瘟疫",属于中医"温病"范畴。目前西医在抗病毒的治疗方面还存在一定缺陷,而中医药在治疗外感方面有几千年的成熟经验和心得,这正是为什么我们国家在防治流感方案中特别提及中医来协同治疗的重要原因,也是我们防治病毒性疾病非常关键的一个方法。

37. 雾霾对呼吸系统有什么影响

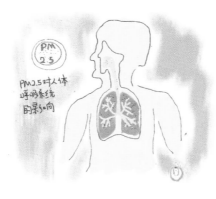

　　雾霾是雾和霾的混合物,雾以灰尘与水分作为凝结物,不一定造成对人体的伤害,为自然界一种气候现象;而霾的核心物质是悬浮在空气中的烟、灰尘等有毒物质,能直接进入并黏附在人体的下呼吸道和肺叶中,对人体健康有伤害。当空气中有大量有害物质如云雾般笼罩在大地之际,称之为"雾霾"。雾霾对呼吸系统影响最大,可引起急性上呼吸道感染等。中医认为肺是清虚之脏,本身娇弱,易受伤害,又因肺为华盖,覆盖脏腑,天然具有保护其余脏腑之功能,故邪气来袭,肺在上位,自然首当其冲,首先受侵害,肺司呼吸,邪气直接入肺,可无阻碍。

　　与身体的其他脏器如心、肝、肺、脾相比，肺是唯一一个直接暴露于外部环境中的脏器。外界污染物如汽车尾气、工业有害气体的排放及有毒物质、烟尘、灰尘等，不经阻拦都直接由鼻进入了肺部。肺脏的自我保护能力不足。特别是年龄偏大、久病体虚的人以及少儿，免疫功能衰退或不足，常易被细菌病毒及有毒物质侵害。所以平时更应注意对肺的保养和护理。

　　由于雾霾中的 PM2.5 等微小颗粒物质会不断沉积到肺中，甚至顽固地黏附在肺泡表面。此时再剧烈的咳嗽反射，甚至用任何强力祛痰药物都不可能把它赶出来。可怕的是最终会导致肺泡弹性降低，肺功能减退，甚至诱发肺纤维化、肺大泡，影响呼吸功能，极大地妨碍生活，生存质量明显下降。久而久之，支气管炎、肺气肿、支气管哮喘，乃至肺癌就会找上来，这就是长期雾霾形成的效应。

　　　　　　　　　　　　　　　　（中医内科　吴文彪）

胃肠篇

38. 经常恶心是怎么回事

恶心，**中医学**上也称为干呕。它的基本特征为欲吐而呕，无物（或仅呕出少量涎沫）而有声。多由胃失和降，气逆上冲引起（妊娠反应引起的恶心不在此讨论范围内）。恶心，大多数是消化不良、肠炎、胃炎、痢疾、食物中毒等胃肠疾病引发，假如恶心伴有厌食、疲乏，应警惕病毒性肝炎；假如恶心伴有咽部不适，可能是慢性咽炎所引起的。

39. 日常怎样预防便秘

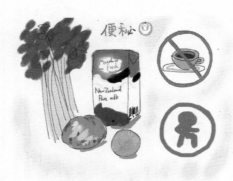

便秘是一种症状，表现为大便量太少、太硬、排出太困难，或数日一次。有以下预防方式：

1）饮食：多吃粗纤维食物，具体有效剂量因人而异。可多摄入新鲜蔬菜、水果、豆类、马铃薯、粗粮,肉类中以牛肉为主。具有较明显润肠通便作用的食物如香蕉、牛奶、芝麻、核桃等。少饮烈酒、浓茶、咖啡,少吃辛辣刺激性食物,这些食物会加剧便秘。

2)运动:每天能步行或者慢跑 10～30 分钟对预防便秘很有效果。

3)养成良好的排便习惯。

40. 经常拉肚子怎么办

拉肚子,医学上称为"腹泻",是指大便不成形,次数比平常人多,每天大便次数超过 3 次。预防腹泻,要从以下方面注意:

1)注重日常生活习惯,改掉不良的生活习惯。

2)注意饮用水及食品卫生。不饮冷水及吃生冷食物。

3)注意卫生,饭前便后要洗手。

4)注意身体的保暖,以防受凉后致腹泻加重。

5)忌食凉性食物,如蛏子、象拔蚌、蛤蜊、鲍鱼等海产品。

此外,中药调理治疗有一定帮助,可以在服药同时配以穴位按摩,如断腹泻穴,位于足临泣与地五会之间,大约于脚小趾与四趾前一指半,近地五会穴约 1 分处是穴,以手示指(食指)轻按。边揉边数,约 1 分钟 60 下即可。

41. 胃下垂怎么办

胃下垂是指站立时,胃的下缘达盆腔,胃小弯弧线最低点降至髂脊连线以下,称为胃下垂。轻度胃下垂多无症状,中度及以上者常出现胃肠动力差,消化不良的症状。常见的原因有先天不足(身体瘦弱和体型瘦长型),和后天失养(暴饮暴食、饭后剧烈运动、过度快速减肥和多产妇)。症状有腹胀及上腹部不适、腹痛(持续性隐痛)、恶心、呕吐、便秘。还可能伴有失眠、头晕、头痛等症状。治疗方面首先调养身体以补先天之不足,其次中西医结合综合治疗。**中医**方面可以通过排、活、升三方面治疗。排:选用药物促进胃中食物排空,减轻胃的负荷。活:活血化瘀,恢复胃部正常气血。升:升阳益胃,滋润胃腑升举脾胃阳气,提高胃中平滑肌之张力,使其平滑肌动力增强,从而达到治疗胃下垂的目的。

42. 呃逆是怎样形成的

呃逆即打嗝,是指气从胃中上逆,喉间频频作声。声音急而短促。是一个生理上常见的现象,由横膈膜痉挛收缩引起的。健康人也可以发生一过性呃逆,多与饮食有关,特别是饮食过快、过饱,摄入很热或很冷的食物饮料、饮酒等,外界的温度变化和过度吸烟亦可引起。呃逆频繁或持续 24 小时以上,称为难治性呃逆,多发生于某些疾病。如中枢性:脑肿瘤、脑出血、脑梗死、脑炎及脑膜炎。外周性:食道炎、食道癌、胃炎、胃癌和胰腺炎。其他还有尿毒症、酒精中毒。

明代李时珍在《本草纲目》中说:"呃逆者,气自脐下冲脉直上咽膈,作呃忒、謇逆之声也。古方单用柿蒂煮汁饮之,取其苦温能降逆气也。"

43. 呃逆的简便消除法

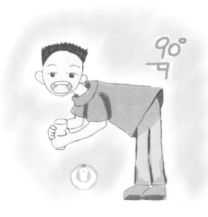

（1）深呼吸　发生呃逆时,做几次深呼吸,有时候在短期内能止住。

（2）喝水弯腰法　将身体弯腰至 90 度时,大口喝下几口温水,因胃部离膈肌较近,可以从内部温暖膈肌,在弯腰时,内脏还会对膈肌起到按摩作用,缓解膈肌痉挛,可以达到止呃的目的。

(3)屏气法 呃逆时,直接屏住呼吸,时间越长越好,反复几次,打嗝症状会立即停止。但心肺功能不好的人慎用此法。

(4)纸袋呼气法 用一个纸袋或小塑料袋,罩住自己的口鼻,进行 3～5 次的深呼吸。用呼出的二氧化碳重复吸入,增加血液中的二氧化碳的浓度,抑制打嗝。

(5)喷嚏止嗝法 打嗝时,如果想办法打个喷嚏,就可以止嗝,可以用鼻子闻一下胡椒粉即可打喷嚏。

呃逆的引起多由积食和受寒引起,因此中医主张在呃逆发生后多饮用热水、姜茶,注意腹部保暖,注意饮食,少用菊花茶等凉寒伤胃之物,饮食清淡为宜。

44. 什么是胃肠型感冒

胃肠型感冒就是伴有胃肠反应的上呼吸道感染。它发病的主要症状是:胃胀、腹痛、呕吐、一天排便多次,还伴有鼻塞、咽喉疼痛等症状。而它的发病诱因主要是来自外部刺激等因素,天气冷暖变化时发生较多。但它有别于急性胃肠炎,急性胃肠炎患者发病前常有不结饮食史,恶心、呕吐较为剧烈,呕吐物常有刺激性气味,不伴有鼻塞、咽喉疼痛等上呼吸道症状。胃肠型感冒多见于夏季,此时可服用中成药藿香正气水。

45. 如何治疗胃肠型感冒

胃肠型感冒的治疗主要以休息为主，一方面患者要多休息以减少体力消耗，保持机体的能量；另一方面，还要让胃肠充分休息。减轻胃肠负担是为了提早恢复消化功能。

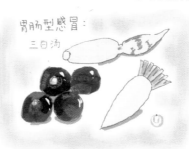

胃肠型感冒还可以通过食物来治疗：

1）三白汤：荸荠、白萝卜、鲜藕各50克，洗净后榨汁随时服用，可以清热去火，效果佳。

2）生姜饮：呕吐严重伴有饮食难进者，可取生姜30克榨汁，加入少量温水服用，止呕效果好。

46. 口苦的原因是什么

口苦是症状名称。口内有苦味，多由热蒸胆汁或胃热熏蒸、上溢所致。其原因有如下几点：

（1）精神性口苦　长期生活不规律，睡眠休息不足，缺乏运动，并有压力大（工作或精神）等，导致口苦。过度吸烟，酗酒，打呼噜，张口呼吸也会出现口干、口苦。

（2）口腔炎症　牙龈炎、牙龈出血等口腔疾病，是引起口苦的常见原因。

（3）胃热口苦　食管炎、慢性胃炎，因胃动力差，也可能引起口苦。如果饮食不当，食用了过多的辛辣食物，也会引起口苦。

（4）肝胆疾病　可能由于肝胆部位存在炎症，导致胆汁排泄失常，造成肝胆湿热，所以产生口苦。

47. 口苦的饮食疗法

口苦是一个症状。口苦出现了说明身体的消化系统或其他脏器出现问题，一方面积极到医院就诊，进一步检查以了解口苦原因，同时进行积极治疗，以防小病变大病。另一方面在饮食上进行调护，首先忌食辛辣、油煎、烧烤等燥热之品，可多进食清凉汤水，以清凉饮食为主，生活中要忌酒醇甘肥；其次就是要注意情志调摄，保持心境平和，不可急躁，不可忧郁过度，性格宜开朗。凡性格内向、优柔不决者最易成口苦症状，故保持心情愉快，是防治此病的关键一环。另外，可以用菊花、金银花泡茶饮，消除口苦。

（中医内科　王　君）

外科篇

48. 男性也会乳房胀痛吗

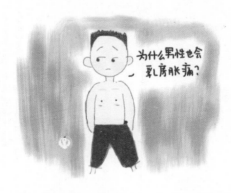

随着目前生活水平的逐渐提高,乳房问题已经不局限于女性患者,越来越多的男性患者乳房问题已有频发的趋势。男性乳房问题一般包括乳房异常发育、乳腺结节、乳房良性及恶性肿瘤等疾病,这些疾病均可引起乳房胀痛的临床症状。如出现男性乳房胀痛,一般建议患者先做乳腺 B 超或钼靶明确乳房异常情况,进一步可做性激素检查以了解泌乳素等情况,若泌乳素升高更应做蝶鞍部 CT 或磁共振以排除垂体微腺瘤等病因。同时本病还有因其他疾病而继发的可能性,或治疗肝肾疾病的口服药物对该病也有一定影响,如保列治等药物。本病患者病程早期一般急躁易怒,病程后期因日久不愈而胸闷抑郁,因此中医治疗本病一般以疏肝理气、软坚散结、调补肝肾为主。治疗本病,在口服药物的同时,还要注意患者心理疏通的重要性，需保持心情愉快，避免恼怒忧思，注意情绪的控制。同时，如患有其他疾病，应避免药物之间的影响，以尽快治愈本病。

49. 口腔溃疡频发怎么办

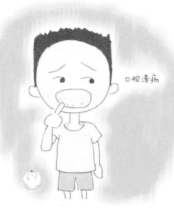

    口腔溃疡是几乎每个人都会碰到的口腔问题，一般数天可不治而愈，因此大多患者并不重视。若是溃疡频发，灼痛难忍，影响饮食，夜间无法入睡，则严重扰乱日常生活，影响生活质量。口腔溃疡在中医称为"口疮"，中医传统理念一般认为中医中所谓"脾"的生理功能异常与本病病理密切相关。古籍《灵枢·脉度》有曰："脾气通于口，脾和则口能知五谷也。"意思是"脾"的主要生理功能是运化食物精华，疏通全身水液，而润泽口腔，若"脾"的功能正常，口腔才能体味五谷的滋味。因此,中医治疗本病,以益气健脾、化湿解毒共举,以达其功。本病除了中医药治疗外,日常调护也很重要,患者日常饮食及生活习惯也是引发本病不可忽视的问题。如平日应少食辛辣油炸食物,多吃水果蔬菜,不可晚睡且保持充分睡眠时间,尽量减少熬夜次数,保持大便通畅等。药物与良好的生活习惯两相作用,本病才能尽快治愈。

50. 皮肤发红伴疼痛是为何

皮肤颜色发红且伴疼痛临床很常见,但是同样的症状,可能是不同的疾病引起的,因此要结合其他的异常情况来分析。如若是该处皮肤红肿伴颜色发紫或暗红,正中间颜色最为突出且隆起,四周颜色较淡而无法明确边界,触摸感较坚实,疼痛持续无缓解,则一般考虑"痈"或蜂窝组织炎等疾病,中医外科又称谓"发"。若该处皮肤有明确接触异物史,皮肤除颜色变红外还有明显肿胀,并伴发水疱、丘疹等其他皮疹,且除疼痛外伴有瘙痒,一般考虑接触性皮炎,即中医外科的称谓"疮"。若发病前期伴有全身其他症状,如怕冷发热、身体疼痛、吃饭不香、大便干结、小便黄赤等症状,局部皮肤突然表面紧张光亮,摸之烫手,伴肿胀疼痛明显,则为临床最常见的急性淋巴管炎,即中医外科的称谓"丹毒"。丹毒病因一般是由于皮肤破溃后细菌滋生所致,中医观点认为毒邪入侵,体不能自卫所发。因发生部位不同，有不同的名称，发生于下肢者谓之"流火"，是民间最多对丹毒的称谓，因其发病率最高；发生于头面，谓之"抱头火丹"；发生于新生儿臀部，谓之"赤油丹"。同样的症状，若非诊断明确，则不能治疗得当且及时。

51. 突发"流火"怎么办

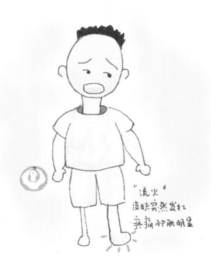

"流火"
皮肤突然发红
疼痛肿胀明显

　　俗称的"流火"是中医"丹毒"范畴，等同于西医中的急性网状淋巴管炎，属于急性感染性疾病中的一种。本病发生迅速，初起常有怕冷发热、头痛身痛、便秘、胃口较差等症状，随之皮肤突然发红，色鲜红且光亮，肿胀疼痛明显。但一般预后良好,经及时治疗越一周左右皮肤颜色转暗,疼痛减轻或消失,最后脱屑而痊愈。本病发生后检验血常规白细胞总数常在 20.0×10^9/L 以上,因此西医归为感染性疾病,治疗以抗感染为主,辅助消肿止痛药物。中医认为本病为感受外来邪毒而发,邪毒与体内火气相蕴,发作于肌肤而成病。因此治疗以清热解毒、祛湿消肿为主。除口服药物外,更可外敷膏药、放血泄毒等综合治疗。另若丹毒反复发作,越演愈烈,一般考虑下肢感染为足癣引起,应及时彻底治疗原发病,否则下肢皮肤会粗糙增厚,长期肿胀亦可形成"象皮腿"。

52. 此牛皮癣非彼牛皮癣

医学范畴中的"牛皮癣"和民间俗称的"牛皮癣"其实是两种完全不相关的疾病。医学范畴的牛皮癣,因其患处皮肤厚实坚硬如牛皮而得名,又因其常患病于颈项部称为"摄领疮",且该病病程长易复发,故又称"顽癣",等同于西医的神经性皮炎。牛皮癣大多见于青壮年,为慢性病,迁延不愈,夏季加剧,冬季缓解。该病多为圆形或多角形扁平状丘疹融合成片,自觉瘙痒剧烈,经搔抓后皮肤逐渐粗糙增厚,容易发展为苔藓样病变。民间俗称的"牛皮癣"即为西医的银屑病,属于红斑鳞屑性皮肤病,**中医**谓之"白疕"。"白疕"与"牛皮癣"某些特点不谋而合,同样好发于青壮年,病程长,时轻时重,不易根治,大多夏季自行痊愈或减轻,冬季发病或病情加重。"白疕"在中医古籍中也称"松皮癣",因其特点是数层银白色鳞屑覆盖于病处,鳞屑易剥落,搔抓除去鳞屑后可见红色薄膜样皮损,再次刮去薄膜可见点状出血而得名,但本病皮疹无瘙痒,且无传染性。

53. 乳腺增生会转变为乳腺癌吗

乳腺增生是乳腺组织的良性增生性疾病,患者常自己感觉一边或者两边乳房疼痛并触及不明肿块,情绪改变和月经周期与疼痛和肿块大小及数目等有较大关系。乳腺增生多见于中青年女性,在女性乳房疾病中占据比例极大。乳腺增生的病因,西医方面来讲与周期性内分泌激素失调关系最大,引起本病发生的主要因素为性激素紊乱,雌二醇分泌水平降低从而导致乳腺的一系列异常增生变化,其具体过程类似于因自身体力不足,无法彻底清理而使该整理的物品越来越多,并越放越杂乱。而**中医**认为本病病因为气血运行不畅,而导致气滞血瘀,不通则痛。近年来,乳腺增生发病率越来越高,引起广大女性朋友的高度重视,根据新近研究发现,本病有一定的癌变可能,尤其有乳腺癌家族史的患者有较大概率获病。

54. 下肢静脉曲张中医有啥调护办法

下肢静脉曲张属于中医的"脉痹"范畴，称之为"筋瘤"，若病情发展至下肢溃疡称"臁疮"。中医认为其由于长时间站立或负担重物，双下肢过于劳累致使气血运行不畅，造成下肢血流瘀滞而发病。对下肢静脉曲张可根据不同症状调整口服药物，但总体以补气活血祛湿化瘀为主。中医外科治疗除内服中药外亦可外敷散剂或熏洗浸渍，配合内服中药，可有神奇的效果，如外加缠缚疗法（阔绷带缠缚患处和整个小腿），效用更佳。如没有溃疡，小腿肿胀疼痛伴有结块凸出等，内服中药可选用宋代名医李东垣"补中益气汤"和清代名医王清任"补阳还五汤"加减，外敷散剂可选用青黛散或桃花散，足浴外洗可选用以丹参、红花、牛膝、络石藤为主的汤药，其疗效往往令人满意。

55. 产后乳汁淤积怎么办

产后乳汁淤积是产褥期常见的并发症之一。常因产后部分孕妇因害怕涨乳疼痛而不愿哺乳，或因哺乳姿势不当乳汁排出不畅引起。乳汁淤积后应当尽早按摩排空淤积的乳汁，以防止进一步结块及化脓发展成急性乳腺炎影响哺乳。产妇可采取卧位,先用热毛巾热敷整个乳房,温度为 40～45 度,时间为 5～10 分钟。乳房按摩应先健侧后患侧,用力均匀,由轻到重,以产妇能忍受的程度适量调整。产妇或家人左手托起乳房,右手捏住乳头抖动数次,畅通乳腺管,然后按摩整个乳房,在结块处加大力量,右手食指、中指放于乳晕处(相当于乳腺管壶腹部)轻轻挤奶,如此重复进行,再配合新生儿间断吸吮。重复上述手法,直至淤乳排尽,乳房松软,一般治疗 20 分钟左右。除此之外,还可适当配合中药内服消肿散结止痛。

56. 为何已经过了青春期还长青春痘

"青春痘"即为中医范畴中的"粉刺",因该病多发生于青春期的少男少女而得名,是发生于头面部或胸背部的慢性毛囊炎或皮脂腺炎症,相当于西医的痤疮。粉刺的表现多见如红色或白色山丘状的皮疹,白色皮疹可挤出白色碎米样粉汁,大多发于皮脂分泌旺盛的地方,青春期结束后一般不治而愈。但随着生活节奏越来越快,临床却发现越来越多的中青年患者易发,且病程缠绵,迁延不愈,新疹不断复发,严重扰乱患者日常生活。一般来说,非青春期的粉刺常与工作及生活压力、饮食睡眠失节等有关,女性患者发病则也可与体内性激素不平衡有关。**中医**治疗本病以清热利湿、祛痰散结为主。除了口服药物,本病还要注意胸面部日常清洗及保湿。药物治疗外,应注意禁止用手直接挤压皮疹以预防感染,并尽量减少食用油腻、辛辣、燥热食物及糖类,并保持大便通畅。

57. 奶癣是喂奶引起的吗

中医称谓的"奶癣"即西医的婴儿湿疹,是发生于1～2岁婴儿的过敏性疾病,多见于非母乳喂养的婴儿,其特点是好发于头面部,瘙痒剧烈,遇暖尤甚,迁延不愈,反复发作,严重者可蔓延到四肢躯干,患儿常有家族过敏史。西医认为本病的病因为患儿饮食不当而致消化不良或食物过敏,或其他异物接触刺激而发病。**中医**认为患儿先天不足,加之脾胃运化不畅,先天之火与外在病因相作用于肌肤而发病。**中医**治疗本病以清热利湿、滋补脾气为主。除药物治疗外,婴儿湿疹更应注重日常调护。如患儿患处不要用水清洗,患儿睡眠时应用袜子等物套住双手,头部带全棉柔软布帽,以防搔抓后皮肤破损而感染。患儿禁止皮肤接触羊毛或化纤面料衣物,同时避免日光直照。若是母乳喂养,母亲忌食辛辣、牛羊肉、海鲜、菌菇、笋、鸡肉、热性水果等。

58. 长期卧床患者皮肤破溃如何护理

长期卧床患者,由于活动不便或无法活动,皮肤受压及与床铺摩擦后容易出现皮肤破溃情况,即临床所谓"褥疮"。褥疮好发部位一般为易摩擦与受压部位,如尾骶部、髋部、背部、足踝部等。**中医**认为本病的发生不外乎内因和外因。内因即患者久病长期卧床,气血亏虚,肌肤失养所致。外因即因摩擦及受压,局部气血运行不畅,导致气滞血瘀,日久而腐化。因患者体质较差,如不及时处理,本病发展迅速,可深入筋膜、肌肉和骨膜,创面可大如脸盆,极易感染,并有脓液滋生。本病的护理关键为减少摩擦和受压,可使用特制气垫床及气垫枕减少压力作用,并频繁定期翻身使受压点不局限于一个部位,并于已经破溃的疮口附近适量按摩,增加气血循环助于敛疮收口。同时,可予疮面太阳光线或红外线照射可促进疮口愈合。**中医**方面护理,可予以中药方熬制后予患处外洗,结合手法按摩等方式促进局部血液循环。

59. 老年人为何经常皮肤瘙痒

临床上经常能碰到老年患者抱怨不明原因周身皮肤瘙痒,而且是越抓越痒,无法抑制。因多发于老年人,故称为"老年性皮肤瘙痒症"。西医观点认为老年患者因生理原因皮肤油脂分泌较青壮年明显降低,肌肤失去润滑,长期干燥易引起瘙痒。**中医**观点认为老年患者肝肾不足、气血亏虚、肌肤失养所致。因此在治疗本病时关键是滋补气血、祛风润燥。平日的肌肤护理应注意润肤用品的使用,在选择时应注意尽量选用香料较少的润肤产品,以减少皮肤过敏的概率。洗澡时水温不宜过烫,尽量少用碱性高的沐浴露。另外,着装可选择全棉、亚麻或丝织品,款式宽松,减少摩擦及过敏机会。饮食方面应注意忌食海鲜、牛羊肉、辛辣、酒及发物等。

（中医外科　刘鑫晔）

儿

科

篇

60. 怎样预防小儿咳嗽

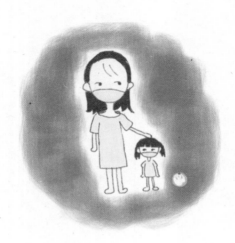

咳嗽既是小儿呼吸道疾病最常见的症状之一，又是小儿机体的一个保护性反射，如外界环境空气中有异味，闻到炒菜的油辣味、烟时，或吸入呛入异物如菜汤、奶汁等时。如果小儿咳得很厉害，不能安睡，不能正常进食，情绪烦躁时，就应该去医院，找出原因以对症处理。

所以家长预防小儿咳嗽首先要注意保暖，防止幼儿受凉感冒。其次要注意远离异味，如炒菜时让小儿远离油烟等，秋冬季节，城市空气充满雾霾，污染严重的天气应尽量减少外出活动，若外出，应戴上口罩。最后要加强锻炼，增强体质，提高免疫力。

61. 小儿遗尿怎么办

如果小儿 5 岁后,晚上还有尿床现象,频率若是每周 2 次以上并连续超过半年的,都应去医院做检查并治疗。长期尿床会影响小儿的生长发育,特别是身高、心智方面。一般患儿经过治疗,尿床有明显改善。

中医理念认为孩子遗尿原因有三:肾气不足,肺脾气虚和肝脾湿盛。用中草药以健脑固肾、生髓止遗,增强膀胱括约肌收缩力,提高大脑对尿的敏感度,从而治疗尿床。

在家里,家长对患儿的态度和帮助也很重要。家长要帮助患儿养成良好的生活饮食习惯(睡前少喝水、排尽尿,晚上不看刺激的电影等)。家长要接纳患儿,不可着急,更不可责骂尿床的患儿,不增加患儿的恐惧、害怕、自卑、焦虑的心理。

62. 儿童能吃减肥药吗

当今中国,随着生活水平的提高,饮食结构改变,越来越多的儿童体重超标。儿童肥胖症的发病率在我国大城市已经突破 20%。众所周知,小儿发胖会造成开始行走的时间延迟,体重过重会使膝内翻或膝外翻等。长期体重超重,体内脂肪积累,还会导致高脂血症、脂肪肝、糖尿病等疾病。

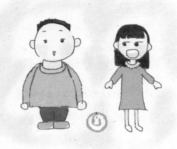

　　所以,要解决肥胖症,我们首先要控制饮食,避免营养过剩;还要加强运动。不主张服用减肥药,因为任何减肥药都有副作用,儿童处在生长发育时期,用的不当会影响儿童生长发育。

　　调整饮食结构要做到少吃、不吃洋快餐(汉堡、炸鸡腿,甜饮料等)。多吃蔬菜等多纤维食物(芹菜、青菜、菠菜等)。加强运动,每日体育活动 1 小时以上,帮助消耗多余积累的脂肪。另外,一般肥胖儿童都伴有便秘,可使用一些帮助消化,疏通大便的中草药,以帮助肥胖儿童减肥。

63. 夏季儿童发热怎么办

　　每到夏季,暑热高温天气时,儿童发热就多起来了。原因多种,既有外界气温的影响,又有儿童自身体弱的因素。须带孩子就诊看医生。医生会根据孩子的症状及化验结果给予对症处理。若化验结果呈阳性，会予对症及抗感染治疗；若化验结果呈阴性，会予中医中药辨证治疗，如"清暑益气汤""藿香正气液"等。

另外，家长应做好防暑降温工作。让孩子在通风凉快的室内活动、休息，保证睡眠；给予清凉饮料（绿豆汤、薄荷水、酸梅汤等），蔬菜水果，营养全面的三餐。避免让孩子直吹冷风受寒、淋雨、贪凉饮等。保证孩子的每日饮水量（宜凉开水，少喝甜饮料）。

64. 吃中药提高宝宝免疫力须注意哪些

婴幼儿，属于"稚阴稚阳"之体，发育不完全，易受邪气侵袭，即病原体的感染，引发过敏性疾病，胃肠炎、咳嗽等毛病，所以中医提倡用中草药制剂来调理宝宝的肺、脾、肾等脏器功能，提高宝宝的抗病能力，即免疫力，以减少疾病的发生或帮助宝宝恢复病体。那么吃中药时，注意须在专业医生的辨证论治下服中药。许多父母常自行用黄芪、枸杞子、党参、当归等易上火的中药给宝宝吃，一旦分量超量或多吃极容易上火，反而弄坏了身体。在服用中药时，注意不得与西药同时服用，两者服用间隔时间在半小时以上为好。服中药的宝宝家长，注意需向医生问清楚宝宝体质的偏寒偏热性，若宝宝体质属偏寒性，脾胃虚弱型，则食物方面，应忌食寒凉、生冷、坚硬、不易消化的食物,若宝宝体质属偏热性,食物应忌油腻、辛辣、煎炸。

65. 中医可以治疗宝宝的反复感冒吗? 感冒发热一定要输液吗

感冒是儿童时期最常见的疾病。**中医**学认为,感冒是由于外界风寒之邪引起。天气突然变化或季节变换之时感冒最为常见,而婴幼儿抵抗力弱,更易感冒。中医认为小儿脏腑娇嫩,肺气不足,脾胃运化易受损伤,故常常出现出汗多、胃口不佳、易反复感冒,予固本驱邪的中药调理防治有很好作用。

宝宝感冒后,机体易产生发热的应激反应,会让家长头痛、担心。若宝宝体温不超过 38.5 度,且没有细菌感染,精神、胃口还可以,就不需要用抗生素和输液,要依靠孩子自身的抵抗力治愈感冒,与此同时孩子自身的免疫能力也会得到提高。家长可予病儿多饮水,在家休息,宜清淡、消化饮食(如粥),保持居室通风和保暖,一般 3~7 天宝宝就可恢复健康。

66. 儿童如何安度寒冷冬季

寒冷冬季,儿童易着凉受寒,引发呼吸道疾病,不同体质的孩子可以采取相应的方法应对。若平时体质差,易感冒生

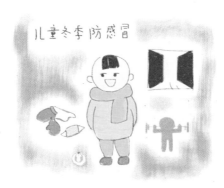

病的孩子,可去医院,通过中医辨证施治,适当调理进补。若平时体质较好,偶尔伤风感冒的孩子,主要在于养成良好的作息规律和卫生习惯。如早睡晚起,保证充足的睡眠时间(8 小时以上),待太阳出来后出门,并戴好帽子、围上围巾、戴上口罩和手套。家长保证每日饮食有充足的蛋白质和热量,饮温热之水,忌冰冷之品。感冒高发时期,避免带孩子去公共场所,那些地方人多空气浑浊,易传染呼吸道疾病。保持室内空气流通和新鲜,如果冬季室内开空调则需每天开窗 1 小时以上。适当锻炼,不能缩手缩脚,害怕户外运动。运动量从小开始逐渐增大,不能让孩子大汗淋漓,及时擦干汗,不能一运动就脱掉外套,防止感冒,等身体微热稍出汗时再减衣。

67. 家长在夏季如何防治宝宝腹泻

在夏天,家长常常给宝宝食用过多的冷饮、凉拌菜及冰箱取出的食物以降暑开胃,却往往引发宝宝腹泻。中医认为,小儿腹泻是由于感受外界病邪或饮食不当,引起脾胃功能的紊乱。症见小儿大便次数增加,稀薄,或带不消化食物以及黏液。小儿腹泻起病急,频繁腹泻会造成急性脱水,若宝宝已出现脱水症状,应立即去医院,并在路上喝盐糖水以补充水液电解质。一般的腹泻,在药物治疗同时,家长可予宝宝胡萝卜泥、米粥、肉汤、牛奶、面条等营养丰富的流质或半流质,预防脱水,不必禁食。

母乳喂养可预防宝宝腹泻;宝宝饮食宜清淡,忌生冷,过饱等饮食不当而损伤脾胃;饮食宜卫生,不吃街边摊位食物,不喝未煮沸之水,冰箱取出的生冷食物要加热;饭前便后要洗手,防止病从口入;避免宝宝过度疲劳、紧张或受惊吓;避免宝宝受凉,居室宜通风;宝宝平时宜多户外活动,以增强体质。

68. 入春时节,儿童的中医养护有些什么

春天,是万物生长的季节。草木长新芽,儿童长筋骨。孩子宜早睡早起,增加室外活动(如春游),多晒太阳,既助身体骨骼生长,又增强免疫能力。饮食方面,儿童宜吃些芽苗类的食物,如荠菜、春笋、豆芽、马兰头、香椿芽等,有助于儿童的阳气升发。情绪调节方面,因为春天孩子情绪易波动大,多哭闹,家长宜多爱抚、关注孩子,多包容孩子,少批评责骂孩子,

使孩子情绪平稳。穿衣戴帽防护方面,宜逐渐减少衣物,穿衣宜下厚上薄,脚要保暖,头上厚帽子不用戴了。

69. 秋季宝宝上火,家长该怎么办

秋燥季节里,若宝宝出现咽干、口苦、眼红、鼻腔烘热感、口臭、嘴角烂、流鼻血、大便干且排出困难、小便量少颜色深浑浊等症状时,就是中医认为的"上火"。这时,家长应首先从饮食上给予调整,少食或不食辛辣食物,猪、羊、狗肉等上火之品。多喝水,多吃清淡易消化食物,如莲藕、萝卜、苦瓜、番茄、柚子、生梨、苹果等,给予充足的瘦肉、鸡蛋、鱼、豆类。常吃绿豆荷叶莲子粥,多吃山楂、山药等健脾开胃消食之物。其次,保证孩子睡眠要充足,情绪要稳定,不可波动过大,避风,防止受凉,做好防秋燥工作,可预防宝宝"上火"。

70. 宝宝便秘怎么办

若宝宝经常排便困难、干结,3～4天1行,甚至1周排1次,并出现腹胀痛、脱肛、痔疮等,家长可先予开塞露,或将肥皂头塞进肛门,促使排出大便以应急,此方法简便、效果快,但不可长期使用,会引起患儿依赖。

然后可带宝宝去看医生,弄清宝宝便秘的原因,以对症

处理。有的宝宝不爱吃蔬菜，多吃肉、牛奶、蛋糕类食物，致消化不良，食物停留滞肠形成便秘的，家长应多予蔬菜水果，减少牛奶肉类食物。有的宝宝大便没规律，常常忘记上厕所的，家长应定时督促宝宝上厕所解便，如起床后或早餐后迎合人体的直立反射及胃结肠反射定时排便，以养成良好的条件反射。有的宝宝查下来有疾病，如营养不良、肛裂、佝偻病等阻碍宝宝排便的，便要及时治疗有关疾病后，才可解决便秘问题。

此外，中医的小儿推拿按摩及中药敷脐治疗，对小儿便秘治疗疗效很好。

71. 宝宝爱出汗，要紧吗

经常听到家长反映："医生，我的宝宝吃奶一急，就满头大汗，要紧吗。"如果宝宝一般情况很好，没有其他不适，就属于生理性多汗，无大碍。其他如宝宝奔跑后出汗多；宝宝头颈部出汗，熟睡后出汗减少；宝宝衣服穿得过多，天气炎热而多汗等，都是此一类的。只需注意多饮水，及时补足体内水分和电解质即可。

但若在睡眠中汗出，醒时汗止；或安静时，无故出汗者，则属于病理性汗出，需要来医院作相关检查和治疗。患儿一般除了多汗，还伴有其他症状如发热、全身乏力、消瘦、咳嗽、出冷汗,面色苍白,四肢发冷、夜间啼哭,后脑勺有脱发圈等,家长要引起注意,及时带宝宝去看医生。

72. 家长应怎么调养护理多汗宝宝

首先,家长应在医生的帮助下,弄清宝宝多汗的原因。

如果宝宝是正常情况下,生理性多汗,则家长不必过分担心,只要除去外界导致宝宝多汗的因素就可以了,如衣被不可过暖,天气炎热要经常开窗通风,多让宝宝户外活动,增强体质。同时多喂淡盐水,补充失去的水分、钠氯钾等盐分,防止脱水而虚脱。再者及时帮宝宝擦干汗水,换掉湿衣服,防止着凉感冒。

如果宝宝的多汗是身体疾病(佝偻病、低血糖、结核病等)引起的,应在医生指导下服用相应的药物和护理宝宝(多晒太阳;先喂糖水,再去医院)。需要时,可服中药调理(玉屏风冲剂、生脉饮口服液)。

(中医内科　蔡晓红)

妇

科

篇

73. 肥胖会影响受孕吗

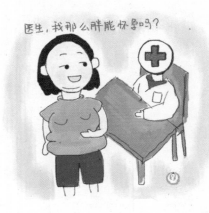

医生，我那么胖能怀孕吗？

　　答案是肯定的。肥胖会影响女性的内分泌功能，出现月经异常、排卵异常，从而影响受孕。目前的肥胖多是单纯性肥胖，与吃得多、高热量饮食、运动少有关。这样的结果是：摄入的热量明显高于所消耗的，不能消耗的能量就通过脂肪的形式在体内堆积。但脂肪过多，体内的雌激素水平就会上升，就会影响整体的内分泌水平，从而影响月经、排卵状况。其实中医里早就有这方面的叙述，就像傅青主说的"妇人有身体肥胖，痰涎所甚而不能受孕者，"意思就是女性如果过多食用高热量的食物，脾胃的消化功能跟不上，不能消化的食物精华就变成"痰"，一种身体无法运用的废物，反而会阻碍气血的运行，使人身体功能下降，如表现为容易劳累,吃完东西后肚子胀、舌苔腻腻的,感觉身体很重,走不动、难受孕等症状。

74. 减肥会影响月经吗

目前有很多的女性很困惑:"肥胖会影响月经,减肥也影响月经,到底是怎么回事呢"。这就是一个适度的过程,体内的脂肪过多,会使体内的雌激素水平相对偏高,影响女性的内分泌系统,但过少的脂肪也会影响女性的内分泌。因为在女性的身体内,脂肪具有很重要的调节功能,脂肪也是制造雌激素的场所,并能把雄激素转化成雌激素,所以,在一个快速的减重过程中,如果体脂下降过快,会使原来稳定的激素转化陷入紊乱状态,**中医**认为,如果饮食减少,脾胃消化、吸收的营养物质就会减少,月经的来源就不够,因此出现月经量少、月经延后、甚至闭经等症状。

75. 情绪波动会影响月经吗

长期紧张、焦虑的情绪肯定会干扰月经。**中医**认为七情(喜、怒、忧、思、悲、恐、惊)对气血的运行有非常大的影响。尤其是怒、思、惊、恐这四种。思考太多、焦虑、紧张的情绪不仅影响胃口,还会影响人体的消化功能,还会肝气郁结,因此不仅人体吸收的营养不够,肝气也不顺,长期下来,脾、胃、肝功能都会受影响,月经也会出现异常,如经量减少、月经时多时少、月经后期等。

76. 什么样的生活习惯容易导致原发性痛经的发生呢

相信大部分的女性对痛经都不陌生,甚至有些人有非常切身的体会,那痛经是怎么产生的呢?月经的发生就是通利的过程,若月经不通利,不通则痛。引起不通的原因有些是先天的,但与后天的生活习惯有非常密切的关系,像夏天贪凉而食用过多的冷饮,总是在偏冷的空调房中,或是经期淋雨,冬天衣物太少等,都会让寒邪侵入人体,寒邪进来了,气血的运动就慢下来了,血液的运行就慢,月经来的时候不能顺利的排出经血,就发生了月经期的疼痛;还有就是现在的女性都希望有一个苗条的体型,嘴巴管紧,减少进食,尤其是一些红肉,如牛、羊肉等,但这些食物也是提供高能量的,促进人体代谢的,减少饮食,人体得不到足够的营养,会出现疲劳、没力气、精神差,也感觉怕冷,容易出现感冒等症状,中医说"正气存内,邪不可干",身体差了,邪气容易进来,若在这个过程中受冷,很容易就会出现月经期腹痛不适的症状。

77. 原发性痛经的生活调护

原发性痛经可通过平时的饮食、生活方式的调整达到缓解病痛的目的,总体原则是暖中。

1) 注意饮食规律,少食多餐,注意营养均衡,尽量少食用寒凉的食物和饮品。若平日有怕冷、易疲劳、饮冷后腹泻等情况,可晨起服用生姜热饮,平日可多食用牛羊肉、酸辣汤或食用龙眼干等温热的食物;如果体型适中,请避免节食、减肥等。

2) 经常做运动:尤其是有氧运动,每周 2~3 次的有氧健身,不但可以提高新陈代谢,还可增强心肺功能,改善血液循环,改善怕冷等阳虚症状。

3) 保持温暖,避免经期或经前受凉,在经期可饮山楂热茶,或用益母草煎汤服用,也可用花椒水泡脚,祛除身体的寒湿邪气。现在空调广泛在家庭中使用,尤其注意避免夏季因空调温度过冷而导致受寒的情况发生。

78. 经前乳胀是毛病吗

经前乳胀在以前很少有人提及,可能原因:①思想保守有关,认为乳房是个人隐秘的事情,不便说出口;②经前乳胀呈周期性发作,只在经前出现,月经之后自能缓解,故容易忽略。但此证轻者出现乳房胀痛、乳头疼痛，重者甚至不能触碰、乳房还有结块，甚至影响受孕。因此出现此种症状还需及时就诊，尤其是希求怀孕的女性。乳房为肝经循行的部位，当肝血不足、肝气郁结时，便出现乳房胀痛，并有经前脾气急躁、心烦、容易发脾气等表现。人体中管怀孕的奇经叫任脉，它与肝经的关系非常密切，如果肝气不顺，也会影响任脉的气血运行，导致受孕困难。从这一角度也能解释为什么情绪影响受孕，因为一直惦记此事，思而不得，肝气郁而影响了任脉的功能，所以受孕难。

79. 出现经前乳房胀痛，怎么调理呢

上面讲到了经前乳房胀痛是因为肝血不足、肝气不畅所引起的，常规的养肝血、疏肝气的中成药为"逍遥丸"莫属，但有些人会说我也吃逍遥丸，为什么效果不是很好呢，这就是症候不同及严重程度的问题了。乳房胀痛都是肝血不足、肝气郁滞引起的，但引起肝气郁滞的病证不同，常见有心脾血虚和肝肾亏虚。心脾血虚多在会计、金融、老师等脑力工作者中，这类人常常思虑较多、精神紧张，思虑多则伤心脾，心脾受伤，则生血不足（中医里讲血液是由胃消化食物，脾把食物精华运送到肺，加入肺的吐故纳新后，最后到心里变成血液）。总体生成的血液不足，更导致肝血不足，这种患者就需归脾丸和逍

遥丸一道吃,效果才会好。肝肾亏虚是先天的基础就差,后天养护不佳所导致,常常还表现为月经初潮年龄延后、月经周期的延后、月经量偏少、平日容易劳累,口干、人消瘦,经常午后自觉热、手足心热、腰酸等不适,在逍遥丸的基础进一步中医辨证,会收到更好的疗效。

80. 怎么治疗妊娠呕吐

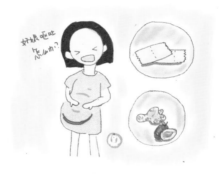

　　妊娠呕吐几乎是每个怀孕的女性都需要经历的一个过程,可是因为一个小小的呕吐症状,让很多准妈妈吃尽了苦头。从末次月经开始算起,停经 6 周左右,准妈妈开始出现晨起恶心、呕吐,无法闻到油腻气味、胃口变差,甚至无法进食,食水也呕吐等症状。西医认为这与妊娠后激素的改变有关。从临床上可以观察到妊娠呕吐剧烈的孕妇,多在孕前有腹胀、甚至胃口不佳、胃痛、胃嘈等现象,或平素有挑食的饮食习惯。

中医认为,怀孕后全身的气血要聚到胞宫养胎,容易出现胎气犯胃,表现为恶心呕吐的症状。因此,孕前调理脾胃,不仅消化吸收好,提高受孕机会,还可以缓解妊娠呕吐的症状。早孕期一定要少食多餐,以饮食清淡为主,忌食用油腻、不消化的食物,食物以吃得尽为主,可预备一些苏打饼干(胃液是酸性的,好中和一下),或用生姜泡水,也可制作生姜乌梅饮(将生姜、乌梅加水煎服,徐徐饮下,以不吐为准),都可以缓解呕吐的症状。

81. 产后便秘的药粥疗法

产后便秘是产后常见的多发病,如症状轻者,可使用食疗法,简单易行。

产后便秘多由生产时失血,导致肠道内津液缺乏,不能滋润肠道,而大便难;或由于生产后担心大便导致伤口疼痛而不敢用力,久之大便干燥而难解。治疗当以润滑通便为主。

1)晨起空腹服用蜂蜜。

2)用菠菜煮粥或做汤,菠菜有润肠通便作用。

3)或食用药食两用的东西,如用麻子仁煎汤煮粥。

82. 产后缺奶的怎么改善

中医认为产后缺奶是因为气血虚弱,或脾胃失调或肝郁气滞引起的。这些都可以通过平时的饮食、生活习惯、情绪的改善进行调整。

1) 注意营养和休息：饮食以消化、易吸收为主，因为刚生完宝宝，产妇消耗很多的能量，需要及时的休息好恢复体力。此外，脾胃的功能也慢慢好转，吃过于油腻的东西，反而不容易消化。可食用酒酿类的饮品、小米粥，或将鲫鱼、猪蹄炖汤等。

2) 及早哺乳。

3) 调整情绪：产后因体内激素出现下降，有时会出现情绪问题，再加上产后情绪紧张、劳累，产妇容易出现情志不畅、忧郁的情况，而乳房是肝经循行部分，肝经不畅，会影响乳汁的分泌。

4) 中药催乳：近代的中西医结合大师张锡纯（1860—1933年）有一张滋乳汤药方，使用生黄芪、当归、玄参、知母、路路通、穿山甲、王不留行，益气养血并通畅乳络，临床疗效佳。

83. 更年期的症状是怎么出现的

中医认为女性到了"七七"之年（也就是 49 岁左右），肾的功能下降，女性的身体机能衰退，变现为闭经、体型改变、容貌衰老。我们可以把肾的功能想象为一个下面有火在烧水的锅子，如果水火保持平衡，身体则处于相对平衡状态，但往往更年期的时候,女性经历了月经、怀孕、生子、产后,体内的血液往往不足,水不足,火的功能旺盛,身体内的阴阳平衡就容易出现紊乱,于是出现潮热、出汗、心烦、情绪急躁、腰酸等症状。

84. 更年期的心理调护

更年期是女性逐步走向衰老的一个阶段,很多女性虽能很清晰地认识到生理上的衰老,但同时也在逃避。其实这是一个正常的生理变化过程,因为生理的衰老并不意味着心理的衰老。可怕的是人未老而心显老,心老更容易自寻烦恼,所以这一时期的心理调养是非常重要的。

1) 这一阶段的女性,有很多已经退休,可能从紧张的工作状态突然退下来,有很多的不适应及心理上的失落感,这个时候可以进行适量的体育活动和锻炼。

2) 参加社会活动,保持人际来往,有利于保持精神的愉快。

3) 培养自己的兴趣爱好,如书画、歌舞、弹琴等,在过程中体验价值。

4) 更年期女性因体内内分泌的改变,且随着年龄的增长,新陈代谢速度变慢,肥胖、糖代谢、脂肪代谢容易发生紊乱,动脉硬化的概率增加,心血管疾病的发病率增加,因此需要控制高糖、高脂肪的摄入。清淡饮食,多食用蔬菜及粗粮,做到膳食结构的多样化。

5）这一阶段的女性常常出现性情急躁、易怒，或忧愁、闷闷不乐，或两种情绪交替出现，常常因为肝肾阴亏，不能够养护心肝所导致，平素可用淮小麦、大枣、枸杞、百合、玫瑰花等煮水服用，有补肾、疏肝、养心之效。

（中医妇科　王福菊）

内 分 泌 篇

85. 为什么会出现"甲状腺结节"

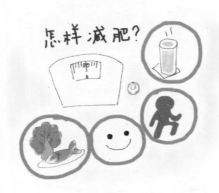

　　甲状腺结节通俗讲就是随吞咽上下移动的颈部肿块,**中医**称之为"瘿病",常由饮食不节、情志过极、体质差异、水土失宜等因素引起。饮食不当容易损伤脾胃,产生痰湿,加之情绪不畅,日久便会造成气、痰、瘀结于项前,导致甲状腺结节的发生。故甲状腺结节常与以下因素有关:

　　1) 许多沿海城市居民喜欢吃海产品,摄食含碘量高的海鲜,加之平时食用的大多是含碘盐,会造成体内碘超标而致。

　　2) 我们日常食用的蔬果,其中一部分也比较容易导致甲状腺肿,例如,萝卜族食物、黄豆、白菜等。

　　3) 生长发育期的青少年、孕期的妈妈、哺乳期的准妈妈对于碘的需求量大,碘摄入不足,使碘相对缺乏,也可诱发甲状腺结节。

4）除此之外，自身免疫疾病、长期接触射线、遗传等都是引起甲状腺结节的重要因素。

86. "甲状腺结节" 饮食注意什么

饮食不当导致"甲状腺结节"是我们日常生活中常忽视的问题，那么要想吃得健康，饮食上要注意以下几点：

1）多食消肿散结的食物：油菜、芥菜、猕猴桃都是不错的选择。

2）多食增强抵抗力的食物：如木耳、香菇、蘑菇、薏米、核桃、山药等。

3）注意碘量的摄入：若生活在沿海地区，可尽量食用无碘盐，少食含碘高的食物（海带、海鱼、海蜇皮、紫菜等）；若因碘缺乏所致，可多食用上述含碘食物。

4）忌辛辣刺激性食物，口味清淡为主：如忌食花椒、辣椒、生葱、生蒜、桂皮、烟酒、浓茶、咖啡等。

5）忌食肥腻油煎食物。

6）可适量进食含钙、钾高的食物，肾功能不全者慎用。

7）尽量少食用萝卜、卷心菜等，因为其成分有组织甲状腺激素合成的物质，引起甲状腺肿大。

87. "甲状腺结节"要开刀吗

甲状腺结节是一种临床常见病,大多数患者早期没有明显症状,只是体检时才发现。甲状腺结节主要分三类,其中结节性甲状腺肿和甲状腺瘤属于甲状腺良性肿瘤,甲状腺癌属于恶性肿瘤。若查出甲状腺结节,不必过于紧张,要确定结节性质、大小、形态、活动度。若是良性,则平时注意饮食习惯和生活调护,3个月或半年内进行复查观察病情进展情况即可,不必立即手术治疗,若出现以下四种情况下才考虑手术治疗:①结节大并出现胸闷、气促等压迫性症状;②明确诊断为胸骨后甲状腺结节;③甲状腺结节合并甲亢;④结节性质明确为恶性肿瘤。出现上述情况必须及时就医,根据病情选择手术治疗。该病归属于中医"瘿病",多与情志内伤和饮食、水土失宜有关,调护方面首先要保持心情舒畅,注重饮食调护,可以多补充维生素,多吃一些具有软坚散结作用的食物,例如油菜、猕猴桃等,多食提高免疫力食物,例如香菇、木耳、核桃等。

88. 为什么体重降不下来

现代人以瘦为美,长期肥胖不仅影响美观,而且损害身体。一些胖美眉总为减肥不能取得远期效果苦恼,中医认为肥胖多与先天禀赋、过食肥甘厚腻、久坐久卧有关,要想获得减肥的最终胜利,要注意以下几点:首先,调整心态,相信自己能够减肥成功。其次,要找一个适合自己又容易坚持的方法,在饮食方面,在每天三餐正常保持的前提下拒绝高热量食品,如甜品、饼干、面包、饮料、肉类、油炸食物、烧烤等,多食用新鲜蔬果,多喝白开水(每天至少 6 杯水)以保持新陈代谢;切记不要不吃早餐,中餐要富有营养,可以适量食用营养丰富而脂肪含量少的食物,如鸡肉、鱼、虾等,晚餐七分饱即可,最好喝粥、青菜等清淡之品,这样不会给身体产生负担,晚餐后切记杜绝宵夜、零食;运动方面,要坚持锻炼,一周锻炼 3～5 次,每次持续有氧运动 0.5 小时以上,不能"两天打渔、三天晒网",慢慢形成习惯再坚持下去就变得很容易了;中医调护方面,可以用决明子泡茶饮用,此外,泽泻、荷叶及山楂也具有利水清湿热、消脂减肥的作用。同时要保持心情愉悦,加强运动。总而言之,合理饮食、科学运动、心态平和,持之以恒,一定能健康减重成功。

89. 经常口干是怎么回事

中医认为口干多由阴津不足或热盛伤津所致,若为阴津不足可以多饮些汤水,避免辛辣刺激性食物,多吃养阴生津的水果和蔬菜，如梨、百合等，多吃酸味的新鲜蔬果，如山楂、杏仁、猕猴桃。热盛伤津者可以食用一些清热生津的中成药或者适量草药代茶泡饮，草药选材要结合患者整体情况而定，总而言之，只要饮食注意，治疗及时，都会起到积极的效果。

90. 体检时发现"脂肪肝"怎么办

脂肪肝多因过食油腻之品，脾胃功能减弱，日久脂肪堆积于肝细胞内而成，多数患者仅体检时才发现。脂肪肝一般分为轻度、中度、重度，若为轻度脂肪肝，需要注意：

（1）找出病因　如长期大量饮酒者应戒酒。营养过剩、肥胖者应严格控制饮食热量及总量，使体重恢复正常。若为营养不良所致，应增加营养，特别是蛋白质和维生素的摄入。

（2）调整饮食结构　提倡高蛋白质、高维生素、低糖、低脂肪饮食。少吃动物性脂肪、甜食等。

（3）增加运动，促进脂肪消耗　"暴走母亲"就是一个成功的例子，科学研究表明每天跑步或快走至少6公里才能达到减脂效果。此外，根据个人身体情况，仰卧起坐或健身器械锻炼都可以促进脂肪的消耗。若为中重度脂肪肝，则应及时就医，根据肝功能指标及全身整体情况进行针对性用药。

91. 血脂升高就要吃药吗

高血脂是指血中胆固醇(TC)和(或)三酰甘油(TG)过高或高密度脂蛋白胆固醇(HDL-C)过低,现代医学称之为血脂异常。多因油腻之品进食过多、少动多静、消耗少、血脂无法正常排泄,日久造成血液黏稠、流通不畅,长期可致动脉粥样硬化,是多种心、脑血管系统疾病的潜在危险因素。因此要引起广泛重视。但血脂升高并非一定要吃药,若为轻度血脂升高且无基础疾病者,可暂时不用服药,予清淡饮食、可食用降血脂食物(如洋葱、茄子、山楂、香菇、黑木耳、黄瓜等)、改善生活方式(心情舒畅、戒烟戒酒、进行有氧运动),3个月后复查血脂情况,若较前有所下降,则继予目前措施,并监测血脂情况;若较前无明显变化或有所升高,应及时就诊,必要时口服药物治疗。若为中重度血脂升高,合并高血压、冠心病、糖尿病等基础疾病,应及时就诊,必要时服药治疗,预防并发症发生。

92. 遵循中医养生原则,不同季节应该吃什么

按照**中医**经典理论,人体五脏与五季相对应,即肝主春、心主夏、脾主长夏、肺主秋、肾主冬。因此在这五个季节应分

别以相应的脏器作为养生重点：

1）春天主养肝，可以多吃些如下蔬菜及水果：韭菜、豆芽菜、菠菜、四季豆、胡萝卜、荠菜、红枣、柠檬等。

2）夏季是阳气最盛的季节，应以清淡食物为主，适当吃些清热解毒的食物，避免伤津耗气。蔬菜宜食：茼蒿、芹菜、绿豆、丝瓜、生葱、姜、苦瓜、山药、冬瓜等；这些食物能起到清热解暑的作用。

3）长夏养脾，饮食宜六时规律，进食清热食物。养脾宜多吃豆类，如绿豆，白扁豆，荷兰豆，红豆，豌豆等。

4）秋季进入保护阴气的时机，饮食以防燥养阴、滋阴润肺为主。养肺蔬菜及水果：萝卜、藕、芝麻、百合、菠菜、银耳、黑木耳、豆腐、梨等。

5）冬季是闭藏的季节，因此重在滋补，可多食用：羊肉、牛肉、甲鱼、萝卜、韭菜、桂圆、栗子、核桃、油菜等。

五季养生为一般养生原则，对于不同个体，也要结合个人体质偏颇，进行个体化调理方案会疗效更佳。

93. 经常口腔溃疡怎么办

口腔溃疡在很大程度上与个人体质有关，多因饮食不节、烦劳过度、情绪欠佳，郁而化火所致。因此日常生活调理注意以下几个方面：

1）保持口腔清洁,避免口腔黏膜损伤,少食辛辣刺激食物以免损伤黏膜。

2）保持心情愉悦,乐观开朗。

3）保证充足睡眠,每日睡眠时间不少于 7 小时,避免过度疲劳。

4）注意作息规律和营养均衡,日常多食用富含维生素蔬菜及水果,少食或不食煎烤烹炸类食物,养成每日定时排便习惯,防止毒素在体内积聚。

5）结合个体体质情况,进行中医药调理。

94. "参"类进补应注意哪些

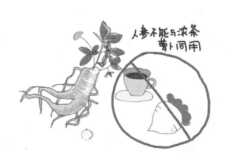

从中药炮制学和功效来讲,"人参"种类多样,功效多以补益为主,故服用参类时最好别吃生萝卜、喝浓茶。因为萝卜有消食导滞、畅通气机的作用,与人参补益功效相反,同时食用会削弱人参的补益作用。茶叶含咖啡因,会刺激中枢神经系统，人参也有类似作用，同时饮用，会使人过度兴奋导致失眠、烦躁、精神亢奋、头痛等表现，所以忌与浓茶同用。

95. 西洋参适合哪些人

西洋参性凉，味苦微甘。又称"花旗参"，具有益气养阴、清热生津、延缓衰老的作用。适用于气阴两虚而实火内盛及阴虚火旺者。可用于形体偏瘦伴气少懒言、倦怠乏力、经常"上火"的人；热病后阴津耗伤者；久病、产后、过劳致身体虚弱、精神倦怠以及出现贫血、心慌、头晕头痛、神经衰弱、腰酸背痛、多汗等症的患者。现代药理研究表明也可用于冠心病、糖尿病、高血压、高血脂、神经衰弱、失眠、记忆力减退、免疫力低下等。

96. 生晒参适合哪些人

生晒参味甘、微苦，性微温。具有补益元气、补脾益肺、生津止渴、宁神益智的功效。可用于大病久病体虚、气短喘促、言语无力、多汗肢冷者，同时对消化系统病有一定疗效，用于脾胃虚弱、面黄体瘦、倦怠乏力者。同时还可用于神经衰弱的调节，起到宁心安神、减轻疲劳感，提高脑力的作用。

97. 野山参适合哪些人

野山参又称"野生人参",味甘、微苦,性平。具有大补元气、补脾益肺、生津止渴、安神增智、抗癌作用。适合病后体虚及神经衰弱者、气血不足者,尤其适合年老体弱和糖尿病患者。但因为参类以补为主,故感冒、发热、腹泻及儿童不能服用,内火大的人也不宜服用。

98. 红参适合哪些人

红参具有大补元气、复脉固脱、益气摄血的作用。长期使用可达到提高人体免疫力、抗疲劳、抗辐射及抑制肿瘤的功效。适用于阳虚体质的老人、久病体虚者,如冬季畏寒、多汗、胸闷、心绞痛、冠心病、胃下垂等,是阴盛阳虚的首选补品,因此阴虚火旺、脑出血患者、性情急躁伴面色发红者不宜使用,亦不适宜青少年,因为有导致早熟的可能。此外,红参服用宜在早上或中午,不宜睡前服用,否则会因其兴奋作用影响睡眠。

99. "三伏贴"适合哪些人

"三伏贴"是指在三伏天通过定期的穴位贴敷达到治疗或

缓解慢性病发作的治疗方法。主要适用以下人群：体质虚弱易感冒人群、免疫力低下长期有疲劳感人群、慢性支气管炎、支气管哮喘、过敏性鼻炎，小儿厌食、遗尿，颈肩腰腿痛、痛经等。目前临床常用方法是在夏天农历的头三伏期内（人体阳气最盛的时气），在后背具有特定功能的穴位（例如定喘、夹脊穴等）进行中药贴敷，达到辛温祛寒、疏通经络、调理气血、宽胸降气、增强免疫力等调理作用，减轻来年疾病发作。

（中医内科　张志丹）

美容篇

100. 脸上长痘痘是怎么回事

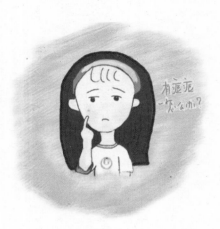

　　痘痘，是一种通俗的叫法，西医称其为痤疮，是一种伴有皮脂溢出的皮部损伤。常由饮食不注意、睡眠不充足、大便不通引起，女性发生痤疮还可能与月经失调有关。现代人喜欢吃快餐、喝咖啡，压力大还会抽烟、喝酒，这些油腻的和刺激性的食物最容易引起中医所说的胃热，年轻人又经常喜欢熬夜上网，长期睡眠不足，容易肝肾阴虚，平时排便不规律容易引起大便不通，毒素不能及时的排出体外，这些表现在皮肤上就发生了痘痘；女生常常感觉月经迟迟不来时特别容易发痘痘，这是由于内分泌失调引起。所以如果想要避免痘痘的发生，平时要少吃垃圾食品、充足睡眠、规律排便，月经失调时尽早就医。

101. "熊猫眼"怎么办

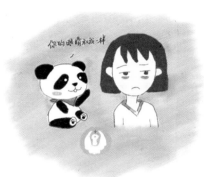

　　"熊猫眼"又称做黑眼圈,是由于静脉血管血流速度过于缓慢,静脉血管中二氧化碳及代谢废物积累过多,造成眼部色素沉着。黑眼圈的发生原因很多,除了先天遗传外,还与后天色素沉积、敏感体质、经常熬夜、眼部疲劳、衰老有关,女性还多与月经失调及带下病(白带过多、发臭、发黄等)有关。因此,除了外在保养,内在调理也很重要。那么如果已经有"熊猫眼"了该怎么保养和调理呢? 日常保养中,首先要及时补充睡眠,保证足够的睡眠时间;其次饮食上不要吃的太咸,忌抽烟、喝酒,多吃芹菜、茼蒿等蔬菜,可多食柑橘类及补充维生素;再次要注意避免长时间看电脑、看电视等,让眼周皮肤肌肉远离辐射,得到及时休息。内在调理方面,因"黑眼圈"从中医讲多为肾虚导致气血运行不畅、目失所养,故平时可选择丹参、山药、党参、黄芪等中药材代替茶饮,可以起到补肾益气、活血化瘀的功效。其次可以做一些眼周的穴位按摩,沿眼周从中间向两侧进行轻轻按摩,每天 5～10 分钟以促进局部血液循环和新陈代谢。穴位按摩可取如四白、晴明,鱼腰等,配合热敷效果更佳。如果是由于月经失调和带下病引起的则应及时就医,治疗原发疾病。

102. 黄褐斑能去掉吗

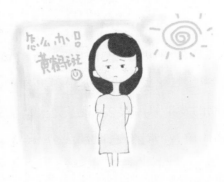

　　随着年龄的增长,不少女性脸上出现了令人烦恼的黄褐斑。黄褐斑,西医称之为面部黑变病,主要是因体内雌激素水平紊乱所引起。**中医**认为更年期出现黄褐斑主要是由于肝肾亏虚,气血瘀滞。这是一种生理机能退化的表现。生活中我们注意要保证充足睡眠、心情舒畅、补充维生素,尽量避免长时间日晒,对缓解及淡化斑点有一定作用;同时,也可以根据自身整体身体状况服用一些调补肝肾的中药方会起到事半功倍的效果。

103. 眼袋大该补啥

　　现代人经常长时间面对电脑、晚睡觉,久而久之便形成大眼袋。眼袋就是下眼睑臃肿伴下垂感。**中医**讲眼睑属于肉轮,脾的功能为滋养肌肉,因此脾的功能失常会导致滋养功能减弱,日久眼睑失于滋养便会出现臃肿及下垂。同时脾亦能维持人体内脏等相对恒定于一定位置而不下垂。故脾胃功能减退,会影响营养物质的吸收,严重者可致脱肛,胃下垂等脏器下垂的表现。故日常可服用一些补脾益气的中药对于消除眼袋也有一定的作用。

104. 如何预防"地中海"

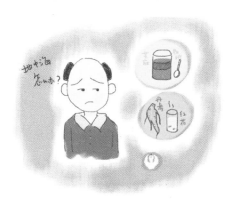

　　"谢顶"即老百姓口中的"地中海",中医称为秃发。随着

人体的衰老，掉发本是机体的自然现象。而现代社会生活节奏太快，生活压力过大，使得许多人未到中年，便已经有了"地中海"的趋势，这就成了一种病症。

中医认为主要与肝肾不足有关，故平时可适量食用一些补益肝肾食物，如芝麻、核桃、桂圆、牡蛎，泡一些丹参、红花的茶喝，同时保证充足的休息，有助于预防早年"谢顶"。

105. 肌肤暗沉怎么办

现代职场女性整日工作离不开电脑，长时间对着电脑会使肌肤变得暗沉，没有光泽，那除了使用护肤品和化妆品来遮掩难看的肤色外，中医有什么办法吗？中医学认为，人体的美是建立在身体脏腑经络功能正常，气血津液充足的基础上的。脏腑的功能失调可引起气血津液的失常，直接影响并表现为肌肤的衰老，包括肤色暗、没光泽、粗糙等，如果能调节好体内脏腑功能，保持气血津液的充足，以内养外，那肌肤也能除却暗沉，变得有光泽起来。换句话来说就是只有身体健康，才会有美丽的容颜。也就是中医说的"有诸内者，必形诸外"。那该如何调节体内脏腑功能，保持气血津液充足呢。首先要保证充分的休息，规律的作息有助于保证体内脏腑功能的正常；其次可以适量的做一些运动，促进全身的气机条畅，血液的疏布；第三，平时将一些补气、活血的药物如黄芪、甘草、丹参等煎着代茶饮，将有益于保证气血津液的充足,促进肌肤变得有光泽。

106. 头发枯黄怎么办

过去许多人总觉得毛发枯黄是由于营养不良,可现在早已不是物质短缺的时代,那么现在一部分人头发枯黄是什么原因呢? 现代人的毛发枯黄更多的是由于劳累、情志因素引起内分泌失调,或是长期受射线辐射导致机体内黑色素原和黑色素细胞生成障碍引起的。

中医认为头发与肾脏关系密切,头发枯黄是肾脏功能不健全的信号,所以除了祛除诱因、避免劳累、舒畅情志、减少射线辐射,还要多吃一些补肾的黑色食物,比如黑芝麻、黑枣、龙眼肉、黑木耳,有助于发色变得乌黑亮丽。

107. 几个小穴位,教你祛除额头皱纹

皱纹是皮肤老化的结果,难以抗拒,不过我们可以通过一些方法来推迟它的到来。额头出现皱纹,可选择头维、阳白、头临泣、印堂为主穴。头维位于头侧部,额角发际上 1 横指位置;阳白在前额,眉上约 1 横指,直视时瞳孔的上方;头临泣在当瞳孔直上入前发际 1 厘米的位置;印堂则在两眉头连线的中点;每天轻轻按摩这些穴位有除去有疏风清热,清头明目的

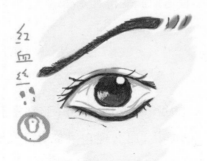

作用外对于减淡额部的皱纹也有一定的帮助。

108. 眼睛红血丝怎么消除

　　现代人生活工作压力大，经常夜间休息不好，常会导致眼睛里布满红血丝。所以要想消除眼睛里的红血丝最主要的是要保证每天 7 小时的充足睡眠，注意用眼卫生，看书或看电脑 1 小时后休息眼睛 5～10 分钟，可以闭目活动眼珠，也可以眺望远处。中医认为眼睛与肝脏功能是否正常有关，并且眼睛中的血管属血轮，血轮疾病与心脏功能是否正常有关，因此当肝火、心火旺盛时也可见"红眼睛"，故注重放松心情、调节情志、通畅大便、清除心火也能消除眼睛中的红血丝。生活中我们比较容易做到的可以喝一些枸杞、金银花、菊花等泡的茶水来清除心肝之热。

（中医内科　沈红权）